INFECTIONS

D'ORIGINE CUTANÉE

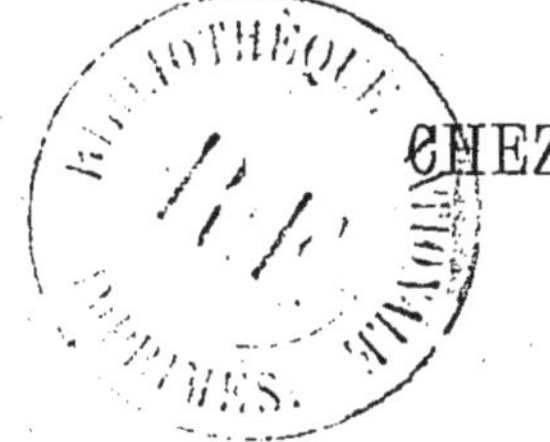

CHEZ LES ENFANTS

PAR

Henri HULOT

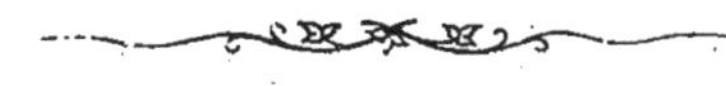

PARIS

IMPRIMERIE MARÉCHAL & MONTORIER

16, PASSAGE DES PETITES-ÉCURIES, 16

1895

INFECTIONS

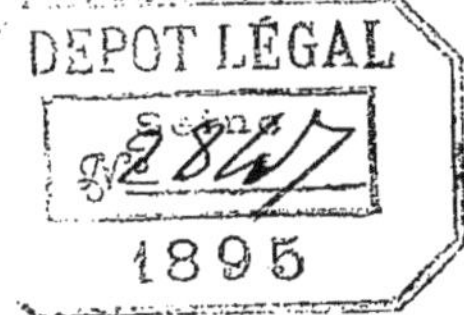

D'ORIGINE CUTANÉE

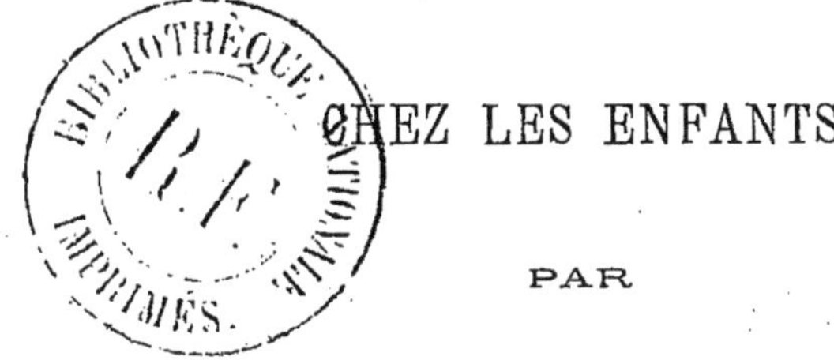

CHEZ LES ENFANTS

PAR

HENRI HULOT

PARIS

IMPRIMERIE MARÉCHAL & MONTORIER

16, PASSAGE DES PETITES-ÉCURIES, 16

1895

INTRODUCTION

Par son étendue, le nombre est l'importance considérable de ses fonctions, la peau est un organe des plus importants dont le bon fonctionnement est l'intégrité absolue sont tout à fait nécessaires non seulement à la conservation de la santé, mais encore au jeu régulier de tous nos autres organes.

Et pourtant, il n'est peut-être pas d'organe dont on prenne le moins de souci, à la propreté duquel on prête le moins d'attention.

Les soins de propreté les plus minutieux qui entrent pour une si large part dans l'hygiène de l'homme sain, soucieux de sa santé, devraient être prodigués à l'enfant dès sa naissance ; combien peu de parents cependant, même dans une classe un peu aisée de la société, prennent ces précautions, si nécessaires dans une ville, où les causes d'infection sont innombrables.

Dans la campagne, au grand air, les microbes pathogènes sont bien moins nombreux qu'à la ville ; et la saleté dans laquelle sont le plus souvent élevés les enfants, ne saurait avoir les même conséquences que dans les villes et surtout les grandes villes comme Paris, où les pauvres, entassés dans des maisons malsaines, vivent dans une promiscuité continuelle avec des malades, tuberculeux ou suppurants, et ne prennent pour la plupart aucune des précautions les plus élémentaires de l'hygiène pour se garder, eux et leurs enfants, de ces foyers continuels d'infection.

Aussi, sommes-nous persuadés, et nous espérons le montrer dans ce travail, que la « cachexie de misère » des auteurs est due quelquefois, pour ne pas dire bien souvent, aux infections se faisant par la peau.

Nous ne voulons pas, bien entendu, nier la part que prennent dans ces cachexies la mauvaise alimentation ou l'alimentation insuffisante du nourrisson et l'air confiné qu'il respire ; nous désirons seulement faire mieux connaître un des facteurs, et non des moins importants, de cette dénutrition extrême sur lequel, il nous semble, on n'a pas suffisamment insisté.

Nous ne parlerons que pour mémoire des influences reflexes que peuvent avoir, sur le fonctionnement de nos organes, les irritations ou les excitations de la peau, et la suppression complète ou relative des fonctions cutanées, comme dans les brûlures étendues ou le vernissage des animaux. Nous aurons surtout pour but, dans cette étude, de montrer l'importance et la gravité des infections par les micro-organismes pyogènes chez les enfants, à la suite de certaines affections cutanées, amenant la desquamation de l'épiderme, c'est-à-dire la perte du vernis protecteur de la peau, et par suite la possibilité du développement dans le derme et le tissu cellulaire sous-cutané des microbes qui pullulent sur toute la surface du corps.

La surface de la peau est en effet couverte à l'état normal d'une grande variété de micro-organismes saprophytes ou pathogènes. Cette constatation a été faite maintes fois : il suffit de frotter la surface de la peau avec une spatule de platine préalablement stérilisée et de l'ensemencer ensuite dans du bouillon ou sur gélose, pour voir se développer, au bout de vingt-quatre heures, de nombreuses colonies de microbes divers. Ces microbes sont très difficiles à faire disparaître de la surface de la peau. Enfoncés dans les sillons et l'embouchure des glandes sudoripares et des poils, ils résistent aux lavages les mieux faits.

Étant, au début de l'année 1894, interné de M. le professeur Hayem, à l'hôpital Saint-Antoine, nous avons fait l'expérience suivante : Nous avons d'abord ensemencé les doigts de toutes les malades d'une salle sans les laver, puis une seconde fois, après des lavages successifs à l'eau stérilisée au sublimé, à l'alcool et à l'éther. Une seule seulement de ces secondes cultures est restée stérile. Toutes les autres ont donné, à la différence de nombre près, les mêmes colonies que les premières

Ceci montre en passant combien souvent est illusoire l'asepsie de la peau quand on veut prélever par piqûre une certaine quantité de sang pour l'ensemencer.

Aussi avons-nous adopté le procédé suivant : Après avoir lavé aussi soigneusement que possible la région du pli du coude ou toute autre région où une veine est très apparente, nous piquons directement la veine avec une aiguille flambée en ayant soin de l'enfoncer dans le sens du courant sanguin. Puis doucement, nous aspirons dans une seringue stérilisée deux à cinq centimètres cubes de sang ou davantage, suivant la capacité de la seringue. Les suites de cette petite opération sont toujours très simples, et il est à peine besoin de mettre un petit tampon compressif sur la veine.

On comprend de plus facilement que les espèces microbiennes changent à chaque personne, puisqu'elles se fixent sur la peau au hasard des objets touchés ou des poussières qui flottent dans le milieu où vivent ces personnes. Il est néanmoins à remarquer que dans une salle de malades ces espèces varient peu, et que, étant donnée dans une salle la présence d'un malade infecté, les voisins et aussi les malades plus valides qui peuvent lui rendre de petits soins, ont souvent sur leurs mains le micro-organisme, cause de l'infection. C'est ainsi que dans cette expérience de l'hôpital Saint-Antoine que nous venons de rapporter succinctement, six malades sur vingt, ayant eu des contacts plus ou moins répétés avec une femme atteinte d'infection puerpérale, ont donné des cultures de streptocoques.

A l'hospice des Enfants-Assistés, c'est surtout le staphylococcus aureus ou albus que nous avons rencontré, car c'est ce micro-organisme qui existe au niveau des croûtes d'impetigo et dans ces petits abcès miliaires de la peau si fréquents chez les débilités. Une fois, dans un abcès ulcéré siégeant à la région sacrée, nous avons rencontré du streptocoque; une autre fois dans un abcès de l'ombilic.

Les infections cutanées dont on a signalé plusieurs fois des exemples, surtout à la suite de maladies éruptives, telles que la varicelle, le pemphigus, etc., sont à notre avis plus fréquentes qu'on ne le dit habituellement. Peut-être, observant à l'hospice des Enfants-Assistés, sur des enfants appartenant pour la plupart à une classe misérable, avons-nous eu plus que quiconque, l'occasion de rencontrer de semblables faits.

Ces infections ne sont pourtant pas exceptionnelles dans une classe plus élevée, et notre maître, M. le Dr Hutinel, nous a dit en avoir vu quelques rares cas dans sa clientèle. On ne peut donc pas dire qu'elles sont l'apanage exclusif du milieu hospitalier.

Néanmoins en ville elles ont une gravité beaucoup moins grande qu'à l'hôpital. Ceci est dû très certainement à la rapide atténuation des germes dans un milieu sain, sous l'influence de l'air et de la lumière, merveilleux antiseptiques naturels. Au bout d'un certain temps, ces germes n'étant pas renouvelés perdent très rapidement de leur virulence; leurs toxines s'élaborent moins facilement et moins vite, et l'enfant peut lutter victorieusement contre eux. Il n'en est pas de même dans les milieux infectés : à l'hôpital, malgré toutes les précautions qu'on peut prendre, la contamination se fait pour ainsi dire à chaque minute, d'un enfant à un autre, par les linges, par l'infirmière dont il est impossible de désinfecter complètement les mains, et à laquelle sont confiés un plus ou moins grand nombre d'enfants, par l'air même chargé de poussières.

De plus dans une salle d'hôpital, où passent de nombreux malades, les micro-organismes sans cesse renouvelés par l'arrivée de nouveaux enfants infectés, qu'ils aient de petits abcès ou ces croûtes d'impetigo si fréquentes à cet âge chez les enfants mal tenus. Leur virulence s'accroît en passant d'un enfant à un autre ; comme si l'on faisait passer le virus de lapin à lapin pour exalter ses propriétés pathogènes, et on peut observer alors des infections rapidement mortelles.

Dans ces conditions, ce que l'on devrait être surtout désireux de réaliser, c'est l'isolement des malades contagieux et une antisepsie, dans les services de médecine, aussi vigoureuse que dans les salles de chirurgie ou d'accouchement. C'est cette conclusion que nous voudrions voir se dégager de ce travail.

Qu'on supprime les occasions de contamination, qu'on rende plus facile la désinfection des locaux en les faisant plus petits, et nous verrons ces infections devenir moins graves et surtout moins fréquentes. Transportez un streptocoque ou un staphylocoque virulent sur la peau, il y végétera pendant un temps plus ou moins long ; survienne alors une écorchure, une éruption de varicelle, de variole, de pemphigus, etc., immédiatement l'écorchure s'infecte ; la vésicule, la bulle devient purulente, les microbes pénètrent dans le derme, dans le tissu cellulaire sous-cutané ; et pour peu que l'enfant soit chétif ou délicat, il n'a pas la force de lutter contre l'infection et succombe plus ou moins rapidement.

Les infections de la peau sont donc un danger permanent
non seulement pour l'individu qui en est atteint, mais aussi
pour tout son voisinage.

Les pyogènes peuvent amener la mort d'un enfant sain soit
par toxhémie, soit par infection. Ils peuvent, survenant dans
le cours d'une affection ordinairement bénigne, comme la
varicelle, le pemphigus, la rendre rapidement mortelle, ou
débilitant d'abord un enfant le rendre incapable de résister à
une autre maladie. C'est ainsi que la diarrhée est si grave à
l'hôpital chez les nourrissons impétigineux ou galeux, que
notre maître le Dr Hutinel nous disait en avoir rarement vu
guérir.

Aussi ne devrait-on jamais laisser une plaie si petite soit-
elle à découvert.

La moindre écorchure, le moindre bobo devrait être pansé
antiseptiquement, et tout enfant infecté, soigneusement
isolé, pour l'empêcher d'infecter les autres.

C'est en prenant ces précautions minutieuses d'antisepsie
et de prophylaxie que le Dr Hutinel est arrivé à diminuer
d'une façon si rapide et dans des proportions si considérables la mortalité à l'hospice des Enfants-Assistés.

Avant de commencer notre sujet, nous croyons qu'il est
nécessaire de résumer en quelques lignes l'anatomie normale
et la physiologie de la peau chez l'enfant, pour montrer quels
sont ses moyens de défense contre l'infection et comment ces
moyens peuvent être annihilés.

Ce court résumé présenté, nous aborderons l'étude des
infections d'origine cutanée en exposant les résultats que
nous a appris l'examen anatomopathologique et bactériologique des faits qu'il nous a été donné d'observer; nous discuterons à l'aide de ces données leur étiologie et leur pathogénie; nous décrirons les symptômes de ces infections, nous
en discuterons le diagnostic et le pronostic. Puis dans un

dernier chapitre nous essaierons de tirer de tous ces faits quelque enseignement pour leur prophylaxie et leur traitement.

Qu'il nous soit permis, avant d'aborder notre sujet, de remercier bien vivement M. le professeur agrégé Hutinel dont nous avons encore l'honneur d'être l'interne, de toute la bienveillance qu'il n'a cessé de nous témoigner en toute circonstance pendant l'année que nous avons passée dans son service. C'est lui qui nous a suggéré l'idée de cette thèse et qui n'a cessé de nous aider de ses conseils dans le cours de notre travail. Il peut être assuré de notre profonde gratitude.

Le Dr Reynier nous a initiés aux pratiques de l'antisepsie et de la chirurgie ; il a été de plus pour nous un maître plein de sollicitude. Nous tenons à lui en témoigner toute notre reconnaissance.

Les Drs Gaucher et Walter ont bien voulu nous prodiguer en toute circonstance leurs conseils et leurs soins, nous ne saurions trop les en remercier.

Nous prions nos autres maîtres dans les hôpitaux : les professeurs Cornil et Proust, les Drs Dumontpallier, Bucquoy, de Saint-Germain, Th. Anger, Chantemesse, Tuffier, Ricard, Barié, Babinski, Galliard, Widal, de bien vouloir accepter tous nos remerciements pour l'extrême bienveillance qu'ils ont toujours montrée à notre égard.

Après avoir été pour nous un maître dont l'enseignement nous a été particulièrement précieux, M. le professeur Hayem, nous fait l'honneur d'accepter la présidence de notre thèse, nous lui adressons ici le témoignage de notre profonde reconnaissance.

CHAPITRE I

ANATOMIE NORMALE ET PHYSIOLOGIE
DE LA PEAU.

La peau forme au corps un revêtement complet qui, dans son état d'intégrité, le protège efficacement contre les causes multiples d'infection auquel il est exposé, et par lequel il se met en rapport avec le monde extérieur au moyen de nombreuses terminaisons nerveuses qu'elle contient dans son épaisseur.

Elle sert aussi d'émonctoire pour certains produits de desassimilation et supplée au poumon pour l'exhalation de certains gaz comme l'acide carbonique.

Elle dérive en partie de l'ectoderme, en partie du mésoderme.

A la naissance, la peau, sauf quelques particularités que nous signalerons chemin faisant, est identique à celle de l'adulte.

L'épiderme comprend le corps muqueux de Malpighi et la couche cornée.

Le corps muqueux est directement appliqué sur le corps papillaire du derme dont il n'est séparé que par une mince membrane basale anhiste. La première rangée de cellules présente du côté de cette membrane basale des sortes de dents qui se prolongent jusqu'aux mailles du tissu conjonctif de la papille et rendent ainsi l'adhérence plus intime entre ces deux couches. — Ces cellules sont prismatiques par pression réciproque. Les bords par lesquels elles sont en contact entre elles et avec les cellules de la rangée supérieure sont garnies des mêmes dentelures. Elles ne contiennent en général qu'un noyau, cependant chez l'enfant elles en contiennent souvent deux. Au-dessus de cette première rangée se superposent plusieurs autres couches de ces mêmes cellules. Polyédriques par pression réciproque, elles présentent un protoplasma et un gros noyau se colorant très facilement. A la naissance le corps muqueux présente en plus une grande quantité de noyaux libres et de cellules étoilées.

A mesure que l'on se rapproche de la couche cornée, les cellules s'aplatissent, leur protoplasma se charge de gouttelettes d'une substance très avide de matière colorante, l'éleidine, qui lui donnent l'aspect granuleux, et le noyau s'atrophie peu à peu ; c'est le stratum granulosum qui comprend seulement deux ou trois rangées de cellules. Puis les grains d'éleidine disparaissent tout à coup, on arrive au stratum lucidum dont les cellules de plus en plus aplaties restent incolores et n'ont pas de noyau pour la plupart.

Au-dessus, la couche cornée est formée de cellules aplaties, complètement kératinisées sans noyau. Elles contiennent des gouttelettes graisseuses qui se colorent vivement en noir par l'acide osmique.

Chez l'enfant nouveau-né, la couche cornée n'existe pour ainsi dire pas, sauf à la paume des mains et à la plante des pieds, d'où la localisation du pemphigus neo-natorum à ces régions ; dans tous les cas, il est tellement fragile, étant donnée de plus l'absence complète d'enduit sébacé à la surface que la moindre cause d'irritation le détruit : d'où la fréquence des érythèmes et des infections de la peau chez le nourrisson.

L'épiderme ne contient ni vaisseaux sanguins, ni lymphatiques. Cependant il est très probable qu'une sorte de plasma à peu près dépourvu d'éléments figurés, baigne les cellules de corps muqueux de Malpighi, et leur apporte les matériaux nécessaires à leur nutrition.

Ce liquide plasmatique circulerait autour des cellules, bien qu'il existe entre elles une sorte de ciment intercellulaire, grâce aux dentelures qu'elles présentent, et serait en communication avec les fentes du tissu conjonctif du derme dont il n'est séparé que par une mince membrane.

Ce qui semble démontrer la possibilité de cette circulation c'est qu'on trouve aussi quelquefois entre ces cellules épithéliales, jusqu'au niveau du stratum granulosum, des corpuscules irréguliers présentant plusieurs prolongements.

Décrits pour la première fois par Langerhans, comme cellules nerveuses, ils sont regardés aujourd'hui comme des cellules migratrices. Ils présentent souvent, en effet, plusieurs noyaux plus ou moins bosselés, semblables à ceux des cellules lymphatiques. Doués de mouvements amiboïdes, ils pénètrent dans l'épiderme et cheminent dans l'interstice des cellules du corps muqueux qu'ils écartent les unes des autres, et souvent, dans une coupe, on constate que leur protoplasma revenu sur lui-même, sous l'influence des réactifs, n'occupe plus qu'une partie de la lacune épithéliale qu'ils s'étaient formés.

Ils peuvent aussi, dans leur migration, suivre les filets nerveux qui viennent se terminer dans le corps muqueux en suivant des canaux spéciaux décrits par Ranvier.

La charpente du derme est essentiellement constituée par des faisceaux connectifs et des fibres élastiques qui proviennent du tissu cellulaire sous-cutané, et qui forment un tissu feutré, de plus en plus serré, à mesure que l'on se rapproche de la surface.

Dans les parties profondes et au niveau de certaines régions, comme la plante des pieds et la paume des mains, se voient des cellules adipeuses, groupées en lobules et formant le pannicule adipeux.

Appliquées sur les faisceaux conjonctifs, les cellules connectives leur forment un revêtement endothélial discontinu ; suivant Renaut ces cellules enverraient dans divers plans des expansions lamelliformes qui s'anastomoseraient entre elles. Elles forment ainsi le revêtement d'espaces compris entre les faisceaux connectifs, et dans lesquels circule un liquide plasmatique.

Certains de ces espaces sont tapissés par un endothelium continu dont les cellules présentent des bords irrégulièrement découpés et festonnés. Ce sont les fentes lymphatiques complètement closes qui forment ainsi au milieu du tissu connectif de véritables drains ramenant au cœur le plasma qui, exhalé des vaisseaux sanguins, a pu arriver au contact de chaque élément anatomique, lui céder, par voie d'endosmose, les matériaux nécessaires à sa vie et se charger des déchets.

Les papilles sont vasculaires ou nerveuses ; leur description étant faite dans tous les traités d'anatomie, nous n'y insisterons pas. Il en est de même des poils et des glandes tant sudoripares que sébacées.

Nous ferons seulement remarquer que l'union n'est pas très intime entre le poil et sa gaine épithéliale externe ; les micro-organismes peuvent très bien, en suivant l'épidermicule, arriver au niveau de l'embouchure de la glande sébacée et même pénétrer dans le follicule entre les rudiments de la gaine épithéliale externe et la gaine épithéliane interne. C'est ce qui a lieu dans l'acné et le furoncle.

En terminant ce court aperçu anatomique, nous insisterons un peu sur les vaisseaux et surtout les lymphatiques de la peau, car c'est par la voie lymphatique que se font le plus souvent les infections à point de départ cutané.

La vascularisation du derme est considérable ; mais aucun des capillaires sanguins ne pénètre dans l'épiderme, et il est rare que les microorganismes pénètrent dans les voies sanguines.

Les canaux lymphatiques eux-mêmes ne dépassent pas le corps papillaire. Il nous semble cependant que l'on doit ranger dans le système lymphatique ces lacunes qui existent entre les mailles du tissu conjonctif du derme. Souvent, en effet, on trouve dans ces espaces de vraies cellules lymphatiques qui, dans le cas d'infection, ont englobé plusieurs microbes.

Ainsi conçue la peau n'est plus qu'une vaste éponge lymphatique, dans les canaux de laquelle circule la lymphe et les leucocytes tout prêts à englober tout corps étranger qui tenterait de pénétrer.

La couche cornée n'étant formée que d'éléments arrivés au terme de leur évolution ne possède pas ces lacunes qui seraient pour elle d'aucune utilité. Lubréfiée à sa surface par la sécrétion des glandes sébacées, elle oppose une barrière infranchissable, quand elle est intacte, aux microbes de la peau.

Mais que les glandes sébacées secrètent moins, que l'épiderme vienne à disparaître, ce qui se produit chez les enfants avec une grande facilité, immédiatement les germes se fraieront un chemin entre les cellules. Là, ils livreront bataille aux phagocytes et sortiront souvent vainqueurs de la lutte, si, comme cela arrive si souvent, les phagocytes appartiennent à un organisme déjà débilité et ont perdu de leur vitalité.

Quant à la physiologie de la peau, nous ne saurions entrer dans de grands détails à ce sujet ; elle n'a qu'un rapport éloigné avec l'objet spécial ne notre étude. Nous rappellerons simplement en quelques mots ses principales fonctions :

Considérée en tant que tissu, la peau forme un revêtement continu, et est pour nos organes une membrane de protection. Elle présente une grande résistance, non seulement aux chocs, aux blessures par instruments tranchants ou contondants ; mais encore aux agents chimiques qui, comme les acides concentrés n'attaquent l'épiderme que lentement.

Lubréfiée incessamment par la sécrétion des glandes sébacées, elle oppose, quand elle est intacte et que toutes les fonctions s'accomplissent normalement, une barrière infranchissable aux germes qui sont répandus normalement à sa surface.

Pas plus que les micro-organismes, les poisons ne peuvent traverser la peau intacte, ou du moins l'absorption cutanée, bien qu'elle existe réellement, est si faible qu'en pratique on peut la négliger. Au point de vue de ses fonctions, la peau est le siège d'échanges gazeux et sert d'émonctoire à nombre de substances minérales et organiques.

A l'état normal le revêtement cutané exhale de l'acide carbonique, 4 grammes en 24 heures d'après Aubert, 10 gr. pour Scharling et absorbe de l'oxygène. Cette respiration représente environ le quarantième des échanges qui ont lieu dans le poumon.

Par ses glandes sudoripares, elle excrète beaucoup de substances minérales. C'est ainsi qu'on retrouve dans la sueur les arsénites et les arséniates de potasse, les sels de mercure, l'iode, l'iodure de potassium, le phosphore, quelques heures après leur ingestion.

La sueur contient aussi, indépendamment du produit sébacé, de la graisse, de l'urée en quantité plus ou moins considérable suivant l'état du rein, et certaines substances organiques absorbées telles que l'ipéca, l'opium, la quinine, les éthers, les acides benzoïque, succinique, etc. Des recherchés plus précises à ce sujet devront être faites avant qu'on soit complètement fixé à cet égard.

Le sang se refroidit dans son passage à travers la peau ; aussi la peau est-elle une sorte de régulateur thermique du corps. Le froid amène par voie réflexe la contraction des capillaires et, par suite, une circulation moins active et un refroidissement moins considérable du sang ; la chaleur. au contraire, dilate les capillaires et permet une déperdition de calorique plus considérable.

La fonction la plus importante de la peau est certainement la sensibilité.

Cette sensibilité au tact, à la douleur, à la température, permet à l'homme de se mettre en rapport avec tout ce qui l'entoure. C'est aussi à cette sensibilité qu'est due l'influence reflexe considérable des irritations, et en général de toute excitation perçue au niveau de la peau sur tous nos organes; aussi bien volontaires que végétatifs, et dans le détail desquels nous ne pouvons entrer.

CHAPITRE II

INFECTIONS D'ORIGINE CUTANÉE

Les infections d'origine cutanée peuvent être réalisées de deux façons différentes, ou bien :

1° Il y a absorption au niveau de la peau des toxines fabriquées par les micro-organismes, ou pénétration de ces mêmes germes dans les voies sanguines ou lymphatiques ; ou bien :

2° La peau oppose à l'infection une barrière efficace, mais devient en quelque sorte un réservoir de germes qui, mélangés aux poussières de l'atmosphère, portés à la bouche par les mains, sont inhalés et vont infecter secondairement le tube digestif ou les voies respiratoires.

Dans le premier cas, l'infection se fait d'une façon directe ; dans le second cas, d'une façon indirecte.

Nous étudierons ces deux mécanismes l'un après l'autre, en insistant surtout sur le premier encore peu connu.

PARAGRAPHE Ier

INFECTIONS DIRECTES

1

ANATOMIE PATHOLOGIQUE

Nos études histologiques ont eu pour principal but la recherche des micro-organismes dans la peau. Aussi ne dirons-nous que peu de choses sur l'histologie des abcès en eux-mêmes, cette description se trouvant dans les récents traités d'histologie pathologique.

Il est assez difficile d'obtenir des coupes suffisamment fines pour apercevoir nettement les microbes contenues dans l'épaisseur de la peau. Le durcissement par la liqueur de Müller ou l'acide osmique empêche la coloration ultérieure des microorganismes. L'alcool demande un temps souvent assez long pour donner au tissu une consistance suffisante; de plus, il le raccornit, malgré sa fixation sur une plaque de liège. Pour éviter ces inconvénients, nous avons employé, pour fixer et durcir la peau, le sublimé acide à 1/1,000 et l'acetone. Des morceaux carrés d'environ un centimètre de côté sont plongés pendant 12 à 24 heures dans le sublimé. Quand ils sont suffisamment fixés, on les lave rapidement pour enlever l'excès de sublimé et on les immerge dans l'acetone. Au bout de deux ou trois jours, la consistance est suffisante.

On les place alors à l'étuve pendant quelques jours dans un premier bain de paraffine xylolée à température de fusion faible, puis ensuite dans un second bain de paraffine pure à température de fusion plus élevée.

On peut ainsi, avec un bon microtome, obtenir des coupes suffisamment minces pour être utilisées. Pour fixer nos préparations sur la lame, nous nous sommes servis d'un mélange à parties égales de glycérine et d'albumine selon la méthode que nous a conseillée le Dr Borel.

Mais avant d'entrer dans la description histologique de ces lésions, rappelons en quelques mots l'aspect des abcès de la peau.

Ils siègent surtout au cou, au menton, aux joues, aux mains, en un mot sur tous les endroits découverts ; ou bien encore aux fesses et au dos, là où l'épiderme est le moins épais et où il est fréquemment irrité par le contact des matières et de l'urine.

Quand ils sont superficiels, les abcès se présentent comme un abcès chaud, sans cependant déterminer le plus souvent d'élévation de température. La peau devient rouge, chaude, douloureuse. Une tuméfaction un peu diffuse se produit et s'abcède bientôt. Il sort un pus épais, abondant, et la cicatrisation s'opère en général rapidement. Puis, surviennent d'autres abcès plus ou moins volumineux, soit dans la même région, soit dans toute autre partie du corps.

Leur volume n'est jamais bien considérable et varie d'un

petit pois à un petit œuf de poule. Ils ne produisent que rarement de décollements, et leur évolution est exceptionnellement accompagnée de phénomènes généraux.

Cependant, quand ils durent longtemps, ils déterminent une cachexie et un marasme qui peut aller jusqu'à la mort.

Les abcès profonds siègent aux mêmes régions que les superficiels et coexistent souvent avec eux. Ils se présentent sous forme de petits nodules durs au toucher, sans grande réaction inflammatoire périphérique. Ils sont néanmoins parfaitement visibles et la peau est rosée à leur niveau. Leur évolution est très lente et le plus souvent on les ouvre au bistouri. Il en sort un pus épais strié de sang et comme un peu huileux.

Leur cicatrisation s'opère mal en général; il se forme fréquemment des fistules ou des ulcérations arrondies, à bords taillés à pic, à fonds sanieux qui gagnent rapidement en profondeur et arrivent à dénuder les aponécroses ou le péricrâne quand ils siègent au cuir chevelu.

Quand la terminaison se fait de cette dernière façon, ils s'accompagnent de phénomènes généraux, fièvre vive, inappétence, agitation, ou au contraire dépression comateuse.

Il peut se produire aussi de véritables phlegmons présentant tous les caractères et les symptômes habituels de cette affection.

Dans tous ces abcès, le germe pyogène est le staphylococcus aureus ou albus, très rarement le streptocoque.

Si l'on pratique des coupes de peau d'enfant ayant succombé à une infection staphylococcique à point de départ cutané, que l'on colore ces coupes par la méthode de Gram et qu'on les examine avec un bon objectif à immersion, on constate immédiatement la présence, dans toute la hauteur de la coupe, d'un grand nombre de petits points colorés en violet, soit isolés, soit réunis par groupes de quatre ou cinq, quelquefois davantage. Ces petits points ne sont autre chose que des cocci ayant pénétré jusque dans la profondeur du derme et même dans le tissu cellulaire sous-cutané. A côté de ces petits points se voient d'autres points plus gros, moins colorés, arrondis ou affectant des formes bourgeonnantes.

Si, en plus de cette coloration par la méthode de Gram, on colore la préparation avec l'éosine hematoxylique ou avec l'hématéine de Mayer et l'éosine, on voit le noyau des cellules épithiliales et connectives colorées en violet plus ou moins foncé et leur protoplasma en rose. Avec le picrocarmin, les noyaux sont colorés en rouge et le protoplasma en jaune.

A l'aide de cette triple coloration, on voit que les micro-organismes sont presque tous englobés par les cellules migratrices dont les gros points violets représentaient le noyau. Ces cellules, au niveau du corps muqueux de Malpighi, sont comprises entre les cellules épithéliales, dans l'interstice desquelles elles envoient souvent des prolongements.

Relativement peu nombreuses dans le corps muqueux, ces cellules se voient en grand nombre dans les mailles du tissu conjonctif de la région papillaire, surtout autour des collections purulentes. Mais ce qui est intéressant à noter, c'est que ces cellules chargées de germes se retrouvent souvent loin de tout foyer purulent dans les couches profondes du derme et dans le tissu cellulaire sous-cutané. Quelques micro-organismes paraissant libres se voient aussi, mais en moins grand nombre.

La présence de ces éléments chargés de germes et de ces germes libres peut expliquer l'apparition d'abcès consécutifs circonvoisins. Le phagocyte ne réussit pas toujours à détruire les microbes qu'il a englobés et meurt; les micro-organismes se mettent alors à pulluler rapidement. D'autres phagocytes surviennent et finissent par former une petite collection purulente, quelquefois un phlegmon, si l'organisme ne réagit pas assez promptement, une adénite suppurée si les germes atteignent le ganglion, ou même une infection généralisée, si cette dernière barrière n'est pas suffisante pour arrêter la marche des microbes.

Les vaisseaux de la papille et du réseau sous-cutané sont souvent élargis, bourrés de leucocytes; mais jamais nous n'avons pu trouver dans ces vaisseaux de microbes libres ou englobés par les globules blancs.

La collection purulente se développe généralement au niveau d'un follicule pileux, plus rarement d'une glande sudoripare; nous n'insisterons pas sur sa composition.

Nous avons pu reconnaître aussi la présence de micrococci dans le conduit excréteur des glandes sudoripares en l'absence de collection purulente dans le glomérule; mais, en général, ces microbes ne dépassent pas l'épiderme.

Dans la gaine des poils se trouvent aussi ces microorganismes; dans quelques cas, il en existait jusque dans le follicule.

Dans beaucoup d'endroits, surtout au niveau des fesses où il avait existé de l'érythème, la couche cornée avait complètement disparu ou n'était plus représentée que par quelques lambeaux.

Le corps muqueux de Malpighi, surtout dans les couches profondes, est souvent le siège d'une prolifixation très active, d'une sorte d'infiltration de noyaux embryonnaires. De nombreuses cellules épithéliales présentent deux noyaux.

Il résulte de ces faits que les microbes pyogènes peuvent exister dans toutes les couches du tégument externe, sans donner lieu à aucun phénomène, qu'ils soient libres ou englobés par les phagocytes; qu'ils sont entraînés souvent par ces cellules loin de leur lieu de pénétration et peuvent devenir le point de départ, s'ils arrivent à détruire le phagocyte, d'une collection purulente; qu'ils peuvent pénétrer dans le conduit excréteur des glandes sudoripares, beaucoup plus souvent dans le follicule pileux et de là, passer facilement dans le tissu cellulaire environnant. Il est, par conséquent, rationnel de rattacher à la présence de ces microbes pyogènes dans la peau, les poussées d'abcès et les infections qui se rencontrent chez les enfants dont la surface de la peau a été contaminée.

Quand, au lieu de ces abcès, l'infection a eu pour *point de départ*, une varicelle, du pemphigus, de l'ecthyma, etc., en dehors des lésions anatomiques spéciales des vésicules, des bulles ou des pustules sur lesquelles nous ne pouvons pas nous étendre, on retrouve dans la peau les mêmes cocci que dans le cas d'abcès, la même leucocytose, la même congestion des vaisseaux de derme.

En dehors de la peau, nous avons aussi fait de nombreuses coupes du foie, de la rate et des reins des enfants morts d'infection. Nous n'y avons jamais rencontré que les lésions déjà décrites dans toute maladie infectieuse. Pour le foie, une dégénérescence graisseuse, par îlots, sans localisation spéciale, et surtout péri-portale. Quelquefois, quelques micro-organismes dans le système porte. Pour la rate, une hypertrophie simple. Dans les reins, souvent congestion, mais jamais de lésions glomérulaires bien nettes.

II

ETIOLOGIE ET PATHOGÉNIE

Des microbes vivent à l'état normal sur la peau. Plus ou moins enfoncés dans le conduit excréteur des glandes ou l'émergence des poils, ils résistent aux lavages les plus soigneux qui, cependant, en enlèvent une bonne partie.

Sans cesse renouvelés par le contact de tous les objets dont nous nous servons et dont la surface est souillée des mêmes germes, il est impossible d'obtenir leur disparition complète.

Le plus grand nombre de ces germes est saprophyte. Dans les milieux infectés et à l'hôpital, des germes pathogènes virulents viennent se déposer à la surface de la peau, amenés par les poussières, le contact des objets de pansement, la contamination directe par les plaies suppurantes ou les croûtes impétigineuses

A la moindre écorchure, la moindre irritation de la peau chez un enfant débile, — car les infections cutanées se montrent toujours chez les débilités ; — ils pénètrent plus profondément et vont créer des lésions plus ou moins étendues, des infections généralisées dont il nous reste à étudier la pathogénie.

On a beaucoup discuté, depuis quelques années, sur la pathogénie des abcès multiples des nourrissons.

Cette question a surtout préoccupé les accoucheurs, plus à même que les autres médecins d'observer de semblables faits.

Ils furent signalés, en 1853, par Hervieux (1), dans les Archives générales de médecine, sous le nom de « Diathèse purulente des nouveau-nés ». Bouchut (2), en 1876, rapportant quatre observations d'abcès multiples, croyait pouvoir les ranger en trois classes :

Puerpéraux,
Syphilitiques,
Scrofuleux.

Nous ne voulons aucunement nier la possibilité de l'existence de gommes multiples cutanées chez les enfants, bien que les gommes soient rares à cet âge. Souvent ces abcès gommeux, que l'on rencontre chez les syphilitiques, évoluent rapidement et contiennent, pour la plupart, un pus épais et bien lié qui ne ressemble pas au contenu grumeleux d'une gomme ramollie.

D'un autre côté, il semble démontré par une observation du Dr Ch. Rémy (3), que le bacille tuberculeux peut exister dans le pus de certains abcès multiples des nourrissons. Il est vrai que l'existence du bacille tuberculeux a été simplement affirmée par l'examen bactériologique du pus et que la consécration expérimentale manque ; cependant, en admettant comme prouvée la présence de ces bacilles dans un cas,

(1) HERVIEUX. — Diathre purulente des nouveaux-nés. Archives générales de Médecine 1853.

(2) BOUCHUT. — Abcès multiples des nourrissons. Gazette des hopitaux 1876. n° 89.

(3) Ch. REMY. — Journal de clinique et de thérapeutique infantile 1893.

il ne s'en suit pas que tous les abcès froids de la peau soient tuberculeux. D'ailleurs, ces abcès n'ont pas la marche des gommes tuberculeuses ordinaires, ils peuvent marcher rapidement et sont quelquefois douloureux ; ils peuvent amener de la fièvre et causer de l'anorexie.

Il est probable que dans ce cas, comme chez les syphilitiques, il existe une infection secondaire surajoutée due aux germes de la peau. Dailleurs, le D^r Ch. Rémy admettrait assez volontiers que le contage a pu se faire par de petites plaies cutanées ou par la cavité buccale. Le Dr Roger (1) a publié, en 1892, un cas d'abcès froids multiples chez un enfant, dans le pus desquels ni l'examen direct, ni l'inoculation aux animaux n'ont pu déceler la présence du bacille de Koch. Il y a, par contre, rencontré un staphylocoque doré très virulent pour le lapin. Il en conclut que suivant sa virulence et surtout le terrain sur lequel il évolue, le staphylocoque pyogène détermine des suppurations aiguës ou de véritables abcès froids quant à leur marche et à leurs symptômes.

Quoi qu'il en soit, tout en faisant des réserves sur la pathogénie des abcès multiples, des syphilitiques et des scrofuleux, nous les admettrons. Nous ne nous occuperons, dans cette étude, que des abcès survenant chez des nourrissons indemnes de ces diathèses et causés par la présence d'un bacille pyogène.

La théorie qui semble prévaloir à l'heure actuelle pour cette catégorie d'abcès, est celle de l'absorption par les nourrissons de microbes pyogènes contenus dans le lait qu'ils tétent, que leur nourrice ait de la galactophorite ou un abcès du sein. Ces microbes pénétrant dans le tube digestif y produisent des désordres multiples : stomatites diphtéroïdes à

---

(1) Dr Roger. — Gazette hebdomadaire 1892.

staphylocoques (1), abcès rétro-pharyngiens, otites moyennes, troubles digestifs allant de la dyspepsie légère au choléra infantile. Tous ces accidents s'expliquent facilement; il suffit que l'enfant ait aux lèvres, à la langue, au pharynx, une légère excoriation, pour que les microbes y pénètrent et y pullulent rapidement.

Quant aux troubles gastro-intestinaux, il peut arriver que le suc gastrique soit peu acide et ne tue pas les germes ingérés qui se développent alors facilement dans le milieu alcalin de l'intestin.

Les abcès multiples, suivant beaucoup d'auteurs, Budin (2), Couder (3), Marfan (4), Damourette (5), auraient la même origine et seraient dus à la pénétration des germes dans le sang par la voie intestinale: tout au moins pour ce qui est des abcès sous-cutanés profonds, les abcès superficiels étant regardés généralement comme provenant d'une pénétration des germes au niveau de la peau.

Roulland (6), Vilcoq (7) sont plus réservés et avouent ne pas connaître l'origine de ces abcès.

Cependant, quand on examine les choses de près, on voit que l'infection par la voie intestinale doit être rare, si même elle existe. Les abcès multiples profonds, sont loin d'être l'apanage exclusif des nourrissons. Ils se rencontrent fréquemment chez des enfants sevrés depuis longtemps et chez lesquels on ne peut invoquer par conséquent, l'ingestion de microbes pyogènes avec le lait.

(1) Sevestre et Gastou. — Société méd. des hopitaux 1892.
(2) Budin. — Bulletin de l'Académie de médecine 1892-1893.
(3) Couder. — Revue des maladies de l'enfance 1890.
(4) Marfan. — Revue des maladies de l'enfance 1893.
(5) Damourette. — Thèse de Paris 1893.
(6) Roulland. — Annales de gynécologie 1888.
(7) Vilcoq. — Revue des maladies de l'enfance. 1887.

De plus, il n'est pas prouvé que tout enfant ayant des abcès multiples ait tété une nourrice atteinte de galactophorite ou d'abcès du sein. Il faudrait, il nous semble, pour qu'on puisse admettre cette théorie, montrer quelles voies ces germes ont suivi pour arriver jusqu'à la peau. Si l'on ne peut les découvrir dans la paroi intestinale, on devrait trouver la trace de leur passage, soit dans les canaux lymphatiques et les ganglions mésentériques, s'ils ont suivi ce chemin; soit dans le foie où se rendent presque tous les réseaux veineux de l'intestin, s'ils ont pénétré par les veines. Or, dans aucune des observations que nous avons lues, il n'est fait mention qu'on ait trouvé à l'autopsie, des microbes dans les ganglions ou dans le foie.

Karlinski (1), à l'occasion de l'observation d'un enfant mort de septicemie, chez lequel on trouva dans le sang et le contenu intestinal les mêmes bactéries que dans le lait de sa mère, rapporte diverses expériences qu'il fit sur des femelles en état de lactation. Dans toutes ces expériences, on trouve notés des abcès du foie, de la rate, des reins, quand le jeune animal a survécu assez longtemps, ou simplement la présence de ces mêmes bactéries dans la pulpe hépathique et splénique, quand l'infection avait été trop rapide pour donner lieu à des abcès. Quand le staphylocoque n'avait pas pénétré dans le sang, on ne trouvait que du catarrhe intestinal aigu.

Or, ce qui se passe chez les animaux doit également se passer chez l'homme.

En admettant que des micro-organismes pyogènes virulents pénètrent dans le sang par l'intestin, ils doivent infecter toute l'économie et causer dans le foie, la rate, les reins, des

(1) KARLNISKI. — Ein experiment eller Beitrag zùr Kentniss der Pyosepthœnùe der nengeborenen vorn Verdaungstractus, Medic. Prag. Wochenschv. N° 22. 1890.

abcès plus ou moins volumineux. Or, dans ces cas, la mort
est toujours la règle.

Nous n'avons vu ces lésions relatées dans aucune autopsie.
La présence même du staphylocoque dans le sang ou la
pulpe splénique ou hépathique n'est pas signalée. La plupart
des cas que l'on a publiés se sont terminés par la guérison,
et cette issue nous semble tout à fait incompatible avec l'idée
d'une infection généralisée ; car il est de règle à peu près
absolue que l'apparition des micro-organismes dans le sang
en quantité notable est l'indice d'une issue fatale prochaine.

En examinant avec soin les observations publiées à ce
sujet, on voit facilement qu'il n'est pas nécessaire de faire
suivre aux germes un trajet si compliqué ; et la pathogénie
des abcès profonds doit être la même que celle des abcès
superficiels : pénétration directe par la peau. Il n'y a là
qu'une pénétration plus ou moins profonde de microbes dans
le derme, qu'une question de virulence ou de résistance plus
ou moins grande de terrain.

Dans l'observation publiée par Couder, nous voyons un
enfant allaité pendant dix jours par sa mère, atteinte d'abcès
des deux seins, et qui ne cessa de téter qu'au moment de
l'ouverture de ces abcès. Les huit jours suivants, l'enfant ne
présente aucun trouble intestinal. Puis, au bout de ce temps,
survient un premier abcès à la joue, un second au cuir chevelu. N'est-il pas évident, rien que par cette localisation,
que ces deux abcès sont dus à un ensemencement direct de
la joue au moment de la tétée, au contact du sein et du lait
contenant déjà du pus ou tout au moins des microbes pyogènes.
L'abcès de la cuisse consécutif peut très bien être dû à une
contamination par les langes ou les mains de la mère souil-
lées par le pus des abcès précédents laissés sans pansement,
contamination facile, étant donnés le peu d'épaisseur de l'épi-

derme à ce niveau et l'état d'érythème permanent dans lequel se trouve cette région chez les enfants mal tenus.

L'abcès du palais, dans le cas du Dr Roulland, est évidemment dû à la présence d'une érosion à ce niveau ; celui des parotides, publié par Karlinski, à une contamination de la glande par le canal de Sténon. Chez l'adulte et l'enfant un peu grand, l'infection des glandes salivaires est difficile en dehors d'un état pathologique : mais chez le nourrisson, les glandes salivaires sont à l'état rudimentaire ; elles secrètent très peu de salive et laissent plus facilement pénétrer les germes jusque dans le tissu glandulaire.

Quant à l'observation du Dr Vilcoq, elle nous paraît être un exemple d'infection de voisinage par une pustule de vaccin, et l'apparition d'abcès consécutifs à longue échéance doit être rapportée à une contamination de la peau par le premier abcès phlegmoneux survenu sur le bras vacciné.

Comme nous l'avons montré dans notre étude anatomopathologique, les bacilles pyogènes qui se trouvent normalement à la surface de la peau et qui y sont apportés à chaque instant, pénètrent non seulement dans les conduits des glandes sudoripares et sébacées, mais encore, aussitôt que la couche cornée est détruite pour une cause ou pour une autre, dans l'interstice des cellules du corps muqueux de Malpighi, et de là dans les fentes lymphatiques du corps papillaire et de la couche réticulaire du derme.

On les rencontre soit seuls, soit englobés par les cellules migratrices. Tant que ces cellules conservent assez de vitalité, elles résistent victorieusement à l'invasion ; mais que l'organisme vienne à s'affaiblir, alors les microbes pullulent, il se forme des abcès, des phlegmons et, pénétrant dans le sang, ces germes donnent lieu à une infection générale rapidement mortelle.

Par le seul fait de la production de ces abcès souvent si

nombreux, l'organisme subit dans sa nutrition des changements considérables. Ces faits ont été bien étudiés par le Dr Quinquand (1). C'est surtout une diminution rapide dans les échanges nutritifs : diminution de l'oxygène absorbé, de l'acide carbonique exhalé ; augmentation dans le sang et les tissus de matières extractives, de l'urée en particulier ; disparition du glycogène hépathique ; abaissement de la pression artérielle, du débit vasculaire et du taux des matières extractives dans l'urine : acide phosphorique, urée, azote total ; enfin, présence dans le sang de matières toxiques secrétées par les microbes au niveau de la peau.

Cette opinion est celle d'Escherich (2), qui regarde la peau et en particulier les glandes sudoripares et sébacées, comme les portes d'entrée de l'infection dans les abcès multiples des enfants. C'est celle aussi de Bockhart (3) qui, étudiant l'étiologie de l'impetigo et du furoncle, a vu que les microbes pyogènes déposés à la surface de la peau après un léger râclage de l'épiderme, donnaient lieu à des pustules ayant leur point de départ dans le derme, la glande sudoripare ou le follicule pileux.

On ne pourrait guère expliquer autrement que par la possibilité de l'existence latente des pyogènes dans le derme, les manifestations tardives de l'infection à staphylocoques signalés par le Dr Walther (4).

Rarement les microbes pyogènes pénètrent dans les vaisseaux sanguins. Cela se voit quelquefois cependant ; il se

---

(1) Dr Quinquand. — Tribune médicale, mai-juin 1890.

(2) Escherich. — Etiologie des abcès multiples. — Münich-médecin. Wochensch. 1886.

(3) Bockhart. — Die Etiologie und Thévapie der Impetigo, der Furon. — Kels und der Sycoris. Monatsch. f. pract. Dermat. 1887.

(4) D^r Ch. Walther. — Société anatomique 1892.

fait alors soit une infection généralisée, soit parfois une thrombose capillaire qui peut s'étendre aux gros troncs véneux et donner lieu aux accidents les plus formidables.

Aussi admettrons-nous que la contagion directe par la peau est le plus fréquent pour ne pas dire l'unique facteur pathogénique dans les abcès multiples des enfants nouveau-nés.

Pour ceux qui sont un peu plus grands, cette opinion est la seule possible, car les microbes pyogènes n'habitent pas normalement l'intestin, tandis qu'ils pullulent toujours à la surface de la peau.

Comment d'ailleurs expliquer autrement que par la présence de microbes divers sur la peau et leur pénétration dans le derme, ces cas de varicelle gangréneuse, par exemple, survenant chez un enfant tout à fait sain d'apparence, contractant la varicelle d'un enfant ayant une éruption normale ou contaminant un frère et lui donnant une varicelle non compliquée, comme Buchler (1) et Stainforth (2) en ont signalé des cas ? Comment expliquer ces faits d'infection généralisée à la suite d'une plaie de l'ombilic chez un enfant, ou consécutive à un intestrigo des cuisses, suite de phimosis, cités par Bazinsky ? on encore, de néphrite causée par un impetigo contagiosa (Muller) (3), d'arthrite, suite de varicelle ulcérée (Laimdon) (4) (Braquehaye) (5) ou même ces gangrènes aiguës multiples de la peau (Gallois, Doutrelepont) (6) ?

Aussi nous pensons que la pathogénie de ces infections secondaires à une varicelle, à des bulles d'ecthyma, ou de pem-

---

(1) BUCHLER. — Americ. Journ. of the med. sc. 1889.
(2) STAINFORTH. — Brit. med. Journ. 1890.
(1) MULLER. — Jahrb. f. Kinderheilk. XXXI. 1 et 2.
(2) LANNDON. — Dent. med. Woch. 1890.
(3) BRAQUEHAYE. — Gazette hebd. N° 36. 1894.
(4) DOUTRELEPONT. — Arch. f. Dennat. XXII.

phigus, et en général à toute éruption ou irritation de la peau ne saurait être discutée. Des microbes existent à la surface de la peau, toute éruption bulleuse ou vésiculeuse deviendra fatalement purulente et pourra devenir, si le germe est virulent et si le terrain s'y prête, l'origine d'un septicémie mortelle.

Quand il n'existe sur la peau, ni éruption, ni irritation, l'interprétation des accidents est plus difficile ; cependant, il nous semble qu'étant donnée la possibilité d'une vie pour ainsi dire latente de ces micro-organismes dans l'épaisseur du derme, on doit admettre encore la contamination directe par la peau au niveau d'une porte d'entrée cicatrisée ou disparue et qu'il est souvent impossible de découvrir.

Cette notion étiologique de la pénétration des microbes pyogènes par la peau est admise pour les affections chirurgicales, l'ostéomyélite en particulier. Dans la thèse de Camps, (1) et celle d'Ayala Rios (2) on trouve un certain nombre d'observations où le développement d'une ostéomyélite semble avoir eu nettement pour origine des écorchures ou excoriations de la peau dans plus de la moitié des cas ; des suppurations superficielles, des engelures, des plaies, des aphtes buccaux, dans l'autre moitié des observations.

Plusieurs fois il est noté que ces enfants avaient de l'impetigo rebelle.

MM. Socin et Garré (3) dans des expériences faites sur eux-mêmes avec des cultures de staphylococcus aureus ont prouvé que ces microbes peuvent pénétrer non seulement par une solution de continuité des téguments, mais aussi à la suite de

(1) CAMPS. — Thèse de Paris 1885.
(2) AYALA RIOS. — Thèse de Paris 1886.
(3) SOCIN ET GARRÉ. — Congrès de chirurgie 1885.

simple friction ou onction. Or, n'est-ce pas là ce qui se réalise le plus souvent chez les enfants.

Nous croyons pouvoir conclure de cette courte étude que la peau est bien réellement, dans la grande majorité des cas, la porte d'entrée de l'infection tant médicale que chirurgicale ; le tube digestif n'étant que tout à fait exceptionnellement l'origine des infections par les pyogènes.

III

SYMPTOMES

Les infections d'origine cutanée directe peuvent être pures, c'est-à-dire rester du commencement à la fin la seule maladie, qu'elles se terminent par la guérison ou par la mort. Elles peuvent aussi se montrer à titre de complication dans le cours de maladies généralement bénignes par elles-mêmes.

Nous décrirons donc deux formes : une forme pure, une forme associée.

1º Forme pure

Les infections pures par le pyogènes peuvent présenter une marche aiguë ou une marche chronique.

Les formes aiguës se terminent toujours par la mort; dans les formes chroniques, au contraire, on peut espérer voir survenir la guérison.

A. — Forme pure aigue

Cette forme débute par des signes objectifs qui sont l'apparition sur la peau de croûtes impetigineuses, de séborrhées

ou d'abcès multiples. Ce début ne s'accompagne pas habituellement de fièvre.

Ces éruptions ne se font pas sur n'importe quel enfant, et
il est très rare qu'un enfant bien nourri et proprement tenu
présente ces suppurations cutanées. C'est sur les chétifs, les
enfants tenus malproprement, sur les débilités par une alimentation insuffisante ou défectueuse qu'elles apparaissent.

Affaiblis par avance, ils n'offrent aucune résistance à la
pénétration des germes qui en s'enfonçant peu à peu produisent l'impetigo, les abcès multiples, l'infection généralisée.

Aussi offrent-ils toujours ce même aspect misérable, cet
accablement si caractéristique. Les tissus ayant perdu leur
élasticité sont flasques ; la peau est sèche, écailleuse ; les
muscles amaigris forment facilement la corde sous le doigt.
Les lèvres sont souvent le siège de fissures profondes.

Les abcès ouverts n'ont aucune tendance à la cicatrisation
et s'ulcèrent pour la plupart.

Quand l'infection ne se généralise pas et reste localisée à
la peau, ils meurent intoxiqués par les produits solubles
sécrétés par le microbe, peut être par insuffisance hépatique
étant donnée la dégénérescence graisseuse souvent considérable qu'on retrouve chez eux. Les symptômes généraux se
bornent à de la prostration. Il n'y a même pas d'élévation
de la température, l'organisme n'ayant pas la force de
réagir.

Les troubles troubles digestifs manquent aussi ; quelquefois cependant il y a une légère diarrhée ; les urines sont
plutôt rares, souvent urobiliques, rarement albumineuses.

Puis, peu à peu, sans cause, ces enfants refusent de boire,
ils rejettent leur lait non altéré ; la dénutrition s'accentue,
l'amaigrissement est extrême et ils meurent sans secousse
par impuissance de vivre si l'on peut s'exprimer ainsi. Quel-

quefois apparaît dans les derniers jours une éruption purpu·
rique, localisée à l'abdomen.

Tel est le cas de l'enfant qui fait l'objet de l'observation
suivante :

OBSERVATION I. — *Infection aiguë à staphylocoque, mort par
intoxication.*

Le 9 mars 1894, on amène à l'hospice des Enfants-Assistés un nourrisson de
un mois, Schlinger Julien. Cet enfant est dans un état de saleté et de déchéance
organique extrême. Pâle, maigre, les traits tirés, la peau ridée et les yeux
excavés, il réalise le type bien connu des athrepsiques.

Il présente de plus sur toute la surface du corps une quantité considérable de
petits abcès, folliculaires en grande partie, mais dont quelques-uns ont gagné
le tissu cellulaire sous-cutané, provoquant autour d'eux une zone d'induration
assez considérable et atteignant le volume d'une grosse noix. Le cuir chevelu
est couvert de croûtes d'impetigo et de quelques petits abcès de la grosseur d'un
petit pois.

Dans les aines et les aisselles, polymicroadénopathie. Rien, cependant, ni
aux poumons, ni au cœur.

Il nous a été impossible de savoir si cet enfant avait été élevé au sein pendant le premier mois. Cependant, étant donné que, confié à une nourrice, il a
pris de suite le sein volontiers, on peut penser que c'est ainsi qu'il a été élevé.
Les fonctions digestives s'accomplissent régulièrement. Il boit suffisamment, ne
vomit pas et ne présente pas de diarrhée : trois selles jaunes dans les vingt-
quatre heures.

A son arrivée, il pèse 2,460 grammes.

On le baigne dans une solution de sublimé à 1/1500 après avoir ouvert ses
abcès. Dans le pus, se trouve le staphylococcus albus à l'état de pureté.

Cependant, malgré les conditions hygiéniques bien meilleures dans lesquelles
il se trouve, l'enfant ne s'améliore pas. La nutrition est languissante. En cinq
jours, il arrive à gagner 20 gr.. Les selles sont toujours les mêmes.

Les abcès cutanés, toujours très nombreux, se succèdent par poussées suc-
cessives, malgré les bains et les pansements antiseptiques. Le 16 mars, l'enfant
a perdu 10 grammes, bien qu'il n'y ait pas eu de diarrhée. Il a de plus en
plus l'aspect cachectique et prostré. Il commence à ne plus garder le lait qu'il
téte et le rend presqu'aussitôt qu'il l'a pris sans altération. On lui lave l'estomac
avec de l'eau de Vichy et on lui fait sous la peau trois injections de serum
artificiel de 10 grammes chacune. Il prend dans le courant de la journée 2 gr.
d'acide lactique.

Malgré cette médication, les vomissements persistent. Il est absolument impossible de faire absorber quoi que ce soit. L'amaigrissement fait des progrès rapides et, en trois jours, du 16 au 19, le poids diminue de 400 gr.

L'aspect de l'enfant devient de plus en plus misérable : La peau est terne, ridée, les yeux profondément excavés, d'une maigreur extrême.

Quelques-uns des petits abcès du cuir chevelu se sont ulcérés malgré le pansement antiseptique qui les recouvre. Le 20 mars, l'enfant meurt ou plutôt cesse de respirer.

Pendant ces onze jours, cette infection a évolué sans fièvre aucune et aussi sans hypothernie. La température a tout le temps évolué entre 37 et 37°6.

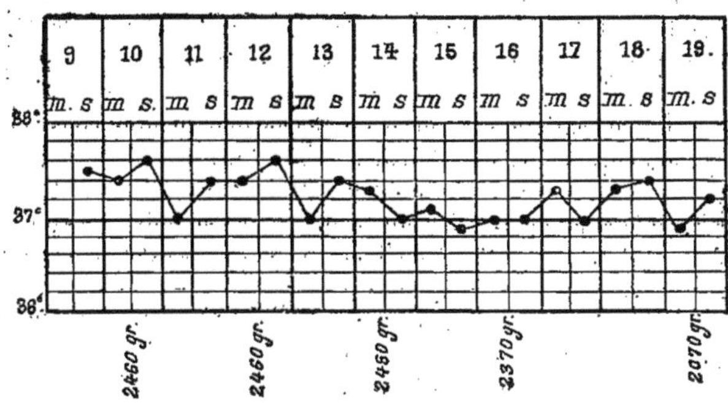

L'autopsie faite quatre heures après la mort (le corps a été placé dans une glacière depuis la mort jusqu'à l'autopsie), nous a montré les lésions suivantes :

La trachée et les bronches ne présentent rien d'anormal. Les poumons, un peu emphysémateux sur les bords, ne présentent aucune zone d'induration et, à la coupe, paraissent sains. On trouve cependant disséminés quelques noyaux d'atélectasie. Les ganglions bronchiques ne sont pas tuméfiés.

Le cœur, de volume normal, est rempli par un sang fluide couleur sépiat. Pas de lésions d'orifices.

L'estomac est rétracté, sa muqueuse est recouverte d'une épaisse couche de mucus ; couleur et consistance habituelles.

L'intestin ne présente d'autre altération qu'un léger gonflement des plaques de Peyer.

Le foie est volumineux, marbré. A la coupe, il a un aspect jaunâtre et est manifestement gras ; lésion retrouvée à l'examen microscopique.

La rate, relativement grosse, est assez friable, rouge foncé.

Rien de particulier dans les reins. Rien non plus dans le cerveau et ses enveloppes.

. Le sang recueilli dans le cœur avec pureté aussitôt après la mort, la pulpe de la rate et du foie, ensemencés en bouillon et sur gélose, sont restés stériles.

Des morceaux de peau pris à l'endroit des abcès montraient à l'œil nu que nombre de ces abcès siégeaient bien dans le tissu cellulaire sous-cutané. Fixés par le sublimé et l'acétone et inclus dans la paraffine, ils donnaient des coupes dans lesquelles, avec la double coloration de Gram, il était facile de reconnaître les micro-organismes dans les mailles du tissu conjonctif fasciculé sous-dermique et dans le derme jusqu'au niveau du corps muqueux de Malpighi. Ces micro-organismes se rencontraient aussi dans l'épiderme le long des conduits excréteurs des glandes et au niveau de la gaine des follicules pileux.

En résumé, voici un enfant, chétif il est vrai, élevé très probablement dès le début dans des conditions hygiéniques déplorables, qui succombe rapidement presque sans réaction à un empoisonnement par les toxines fabriquées par le staphylocoque pyogène ; car, étant donnée l'absence de germes dans le sang et les organes, on ne peut pas dire qu'il y ait eu infection.

Lorsqu'au contraire, l'infection se généralise on voit apparaître de la fièvre. La température s'élève souvent à 40° et 41° et reste oscillante entre 38° et 39° avec poussées fébriles plus intenses quand se produit une nouvelle localisation.

On observe alors de l'agitation, du délire, des convulsions, quelquefois des phénomènes pseudo-méningitiques, raideur de la nuque, contracture des membres et même strabisme ; ou bien de la dyspnée, de la respiration de Cheyne-Stokes dans quelques cas. On conçoit d'ailleurs combien tous ces phénomènes peuvent être variables, suivant les localisations de l'infection.

Dans l'observation suivante, ce sont les symptômes pleuro-pulmonaires qui ont dominé.

Observation II. — *Infection aigüe à staphylocoques chez un impétigineux.*
Mort par infection pleuro-pulmonaire et péricardique.

Le 21 février on amène à l'hospice des Enfants-Assistés un enfant de 32 mois Boden Eugène, dans un état de saleté épouvantable.

Des croûtes d'impetigo sont disséminées sur toute la surface du corps et recouvrent complètement le cuir chevelu. En soulevant ces croûtes on trouve au-dessous toute une nappe de pus jaunâtre, dans lequel l'examen bactériologique et les cultures font reconnaître le staphylococcus albus. A côté de ces croûtes se voient de nombreux abcès de la grosseur d'un petit pois, rouges, acuminés.

Ces abcès ne donnent cependant lieu à aucune réaction fébrile.

Cet enfant a un aspect cachectique; il présente dans les aines et les aisselles de la polymicroadénopathie. Rien dans le poumon ni au cœur ; aucune trace de bacillose cutanée.

Les fonctions digestives s'accomplissent normalement.

Bains de sublimé, pansement antiseptique.

Au bout de quelques jours, on voit la température s'élever progressivement. Les croûtes d'impetigo tombent et laissent au-dessous d'elles de petites ulcérations desquelles suinte un liquide louche.

Le 26 février, l'enfant se met à tousser, il y a un peu de dyspnée. A l'auscultation, on perçoit disséminés dans les deux poumons des bouffées de râles fins sans souffle ni matité.

Ces râles coïncident avec une élévation thermique assez marquée. Cette élévation persiste d'ailleurs d'une façon continue jusqu'à la fin. La température ne descend guère au-dessous de 38°, sauf pendant deux ou trois jours, et prend dans les derniers temps de la vie la forme de grandes oscillations. On prescrit le sulfate de quinine, les bains sinapisés et les bains de sublimé; car les ulcération impétigineuses ne semblent pas s'améliorer malgré le pansement antiseptique dont on les recouvre. Les râles fins persistent dans toute la poitrine ; aux bases il existe un peu de matité et une respiration soufflante très marquée. Peu à peu la dyspnée s'accroît, la toux augmente.

A l'occasion d'une nouvelle élévation de température que n'expliquait pas l'état des poumons, on découvre au cœur un souffle médio-systolique un peu localisé à la base du cœur et paraissant plutôt appartenir à une péricardite au début qu'à une endocardite. Ce souffle paraît s'atténuer les jours suivants sans que les battements du cœur diminuent d'intensité. La matité précordiale n'est guère augmentée. On pense alors à un simple souffle extra-cardiaque ayant son siège dans la lame pleurale précardiaque.

Puis l'enfant s'affaiblit progressivement, la dyspnée augmente et la mort survient le 25 au matin.

L'autopsie faite quelques heures après la mort permet de constater les lésions suivantes :

D'abord des abcès multiples disséminés sur toute la surface de la peau, mais ne dépassant pas le volume d'un petit pois ; des ulcérations du cuir chevelu ayant détruit la peau jusqu'à l'aponévrose.

En ouvrant le thorax, on voit le péricarde distendu par une quantité assez notable de liquide purulent, 150 gr. environ. Sur la surface du cœur, petites plaques blanches de formation récente.

Le cœur lui même ne présente rien de particulier; pas d'endocardite ni de lésions valvulaires ; le sang est liquide, poisseux, couleur sépiat.

Le poumon gauche présente au niveau de son bord gauche un infarctus assez considérable. A la coupe on voit au centre de cet infarctus des noyaux gangréneux remplis par un liquide sanieux d'odeur infecte. Dans le reste du poumon on trouve disséminés des noyaux de broncho-pneumonie purulente et de l'emphysème.

Le poumon droit présente les mêmes noyaux de broncho-pneumonie un peu gangréneux.

Le foie est gros en dégénérescence graisseuse. La rate moyenne, friable. Les reins sont anémiés, surtout dans la portion médulaire.

Rien dans le cerveau.

Le sang n'a pas été examiné pendant la vie ; ensemencé immédiatement après la mort, il a donné des cultures de staphylocoque blanc et d'un autre bacille court, mobile, dégageant une odeur infecte rappelant les bacilles que l'on a rangés sous l'appellation générique de bacterium termo. Ces mêmes micro-organismes se retrouvaient dans le pus du péricarde du poumon et la pulpe splénique.

Ainsi voilà un enfant qui succombe rapidement a une pyohémie médicale, si l'on peut s'exprimer ainsi ; et le point de départ de l'infection est certainement l'impetigo et les abcès multiples de la peau, car le même micro-organisme se trouvait dans toutes ces lésions.

Le diagnostic dans ce cas n'était guère hésitant, étant donnée la présence des lésions cutanées. Cependant, malgré cela on aurait pu penser à la tuberculose ; aspect cachectique, micro-adénopathie, râles fins disséminés, toux, amaigrissement rapide, fièvre vive ; autant de symptômes qui auraient pu faire croire à une infection tuberculeuse aiguë.

L'autopsie nous montre que cet enfant a succombé à une infection généralisée à staphylocoques.

Dans certains cas, l'agent de l'infection peut être le

streptocoque. Nous n'en avons rencontré qu'une observation ;
c'est la suivante :

OBSERVATION III. — *Infection à streptocoques arthrites purulents.* —
Mort par brocho-pneumonie à streptocoques.

Le 4 décembre 1894 est amené à l'hospice des Enfants-Assistés pour y être
abandonné un enfant de un mois du nom de Jean. Il paraît à première vue en
assez bon état ; cependant en l'examinant soigneusement on remarque tout
d'abord que l'ombilic est rouge, entouré d'une zone érysipélateuse et qu'il existe
à ce niveau une collection purulente de la grosseur d'une noisette environ. De
plus, on constate au niveau de l'articulation du coude gauche une tuméfaction
assez considérable avec une légère rougeur des téguments. L'épaule du même
côté semble aussi légèrement augmentée de volume. Les mouvements impri-
més au membre supérieur gauche déterminent des cris.

Pas de vomissements, ni de diarrhée, poids 3,450 grammes.

Le soir l'enfant n'a pas de fièvre ; mais le lendemain matin la température
monte subitement à 43 2/10 mais ne s'y maintient qu'une heure grâce à un bain
froid administré immédiatement. C'est la plus haute température que nous
ayons jamais observée, chez les enfants.

Des bains sont ordonnés si la température dépasse 39° ; l'enfant est confié à
une nourrice après qu'on lui a immobilisé le bras gauche et pansé l'ombilic.

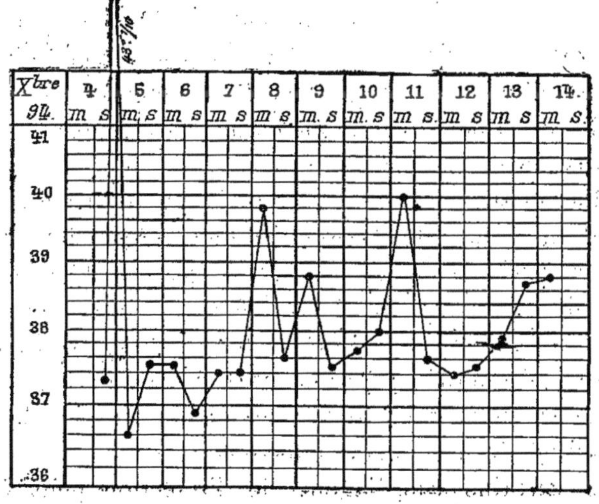

Sous l'influence des bains froids la température s'abaisse ; elle atteint cependant encore 42° dans la journée du 6 à deux heures du soir et 40° se 8 et 11.

Le pouls excessivement rapide est impossible à compter.

Bien qu'il n'y ait ni diarrhée, ni vomissement, l'enfant s'amaigrit rapidement; en dix jours il perd près d'un kilogramme. De 3,450 il descend à 3 kilog., puis à 2,550 grammes le jour de sa mort.

Les poumons indemnes au début sont au bout de trois jours le siège d'une broncho-pneumonie double.

L'enfant respire bientôt difficilement, il y a presque du tirage.

Les extrémités se cyanosent, le teint se plombe, les yeux s'excavent, les lèvres se fissurent et deviennent noirâtres ; les os du crâne se mettent à chevaucher et le petit malade succombe au bout de dix jours autant aux progrès de l'infection que de la broncho-pneumonie.

Le pus de l'abcès ombilical recueilli pendant la vie et ensemencé avait donné des cultures pures de streptocoques.

Le sang du cœur recueilli aussitôt après la mort contenait les mêmes micro-organismes.

A l'autopsie on voit que l'abcès de l'ombilic est en relation directe avec la veine ombilicale et que celle-ci épaissie contient un peu de pus.

Le foie congestionné, présente plusieurs petits abcès de la grosseur d'un grain de chenevis. Il est graisseux.

La rate un peu grosse et un peu diffluente à la coupe ne présente pas d'abcès.

Reins congestionnés mais sans abcès.

Les poumons sont le siège surtout au niveau des bases d'une broncho-pneumonie intense. Les bronches sont pleines de pus et en pressant les poumons, on voit quand le pus s'est écoulé, qu'il existe de petites vacuoles qui ne sont autre chose que de petites dilatations bronchiques.

Emphysème sur les bords et au sommet.

Rien dans la plèvre, ni dans le péricarde.

Le cœur contient un sang poisseux couleur sépiat ; mais ne présente à l'œil nu aucune altération.

Le cerveau présente aussi un certain degré de congestion venimeuse. Mais il n'y a pas trace de méningite ni d'abcès.

L'articulation du coude et celle de l'épaule sont remplies de pus, les épiphyses du fémur et celles du radius et du cubitus sont presque entièrement décollées.

Le pus de tous ces abcès contient le même micro-organisme ; le streptocoque.

Voici donc un enfant succombant à une infection a streptocoque dont le point de départ a été un abcès de l'ombilic et une phlébite de la veine ombilicale.

C'est la seule fois que nous ayons rencontré des lésions articulaires.

Bien que le staphylocoque blanc et doré ait été signalé plusieurs fois dans l'ostéomyélite, il nous a semblé qu'il respectait en général les articulations, alors qu'au contraire le streptocoque se localisait très volontiers au niveau des jointures. La plupart des arthrites purulentes signalées dans ces derniers temps dans le cours des infections généralisées avaient pour agent infectieux le streptocoque.

Quelquefois la localisation spéciale des lésions cutanées amène des accidents redoutables, par la propagation directe de l'inflammation. Parmi ces lésions, l'impetigo ulcéré du cuir chevelu doit être considéré comme aussi redoutable que les lésions des fosses nasales ou les lésions des joues et des lèvres à la suite desquelles peut survenir le thrombose des veines ethmoïdales et ophtalmique et la thrombose des sinus de la dure-mère.

L'enfant qui fait l'objet de notre troisième observation a succombé à une thrombose des sinus dont le point de départ fut la thrombose de la veine mastoïdienne. Dans ce cas les symptômes prédominants ont été nécessairement des symptômes de méningite.

OBSERVATION IV. — *Infection aiguë à staphylocoque. Mort par thrombose des sinus à la suite d'impetigo ulcéré du cuir chevelu.*

Le 19 avril on ramène de la succursale des Enfants-Assistés à Thiais, un petite fille de deux ans, Huon Jeanne, atteinte de coqueluche depuis un jour ou deux.

Bien que petite pour son âge, c'est une enfant qui paraît assez vigoureuse. Elle pèse 11,500 grammes.

Elle a de l'impetigo assez étendu du cuir chevelu. Dans les aisselles, les aines, à la nuque, on sent au toucher de petits ganglions durs et roulant sous le doigt.

On perçoit à l'auscultation quelques foyers de râles fins disséminés dans toute l'étendue de la poitrine, surtout en arrière.

Cataplasmes sinapisés matin et soir. Pansement antiseptique.

La température se maintient à peu près à la normale.

Cet état dure quelques jours. Les quintes de coqueluche sont assez fréquentes, mais n'amènent pas de vomissements ni d'hémorrhagies d'aucune sorte. Aussi la nutrition ne souffre-t-elle pas trop. En quatre jours l'enfant ne perd que 50 grammes de son poids.

Puis la température tend à monter ; après quelques oscillations elle se maintient tout près de 38°, malgré l'administration quotidienne de 0 gr. 40 centigr. de quinine. Les signes pulmonaires sont les mêmes ; il y a un peu de diarrhée.

Cette diarrhée peu abondante au début s'accentue ; elle devient très liquide et persiste malgré des lavages d'intestins répétés et une potion avec 2 grammes d'acide lactique.

On supprime bientôt la quinine et on la remplace sans grand succès par 1 gramme d'antipyrine. L'acide lactique est aussi supprimé et l'on donne à la place du benzonaphtol et du salicylate de bismuth.

Ce traitement n'amène pas d'amélioration ; l'enfant se cachectise rapidement, ses traits se tirent, ses yeux s'excavent. En 15 jours elle perd 700 grammes.

La peau du crâne, surtout au niveau de la nuque et des régions mastoïdiennes, se couvre de petits abcès. Ces petits abcès s'ouvrent et forment presque immédiatement des ulcérations qui gagnent rapidement en profondeur. On voit au fond l'aponévrose épicranienne. Quelques-unes même paraissent avoir perforé l'aponévrose et se trouver en rapport direct avec le périoste. Dans ces abcès et les ulcérations consécutives le staphylocoque doré existe en culture presque pure.

Les signes pulmonaires sont toujours à peu près les mêmes. Aux deux bases il y a des râles humides assez gros mais pas de matité. En avant, surtout à droite, bouffées de râles fins et submatité. La respiration est accélérée ; on compte quarante-quatre respirations par minute.

La langue n'est pas saburrale. La diarrhée est toujours très abondante et très fétide. Le 5 et le 6, la fièvre tombe. Cette chute coïncide avec l'apparition de vomissements.

Le 7 la température remonte brusquement. L'enfant est en proie à des convulsions assez violentes.

Quand nous le voyons, nous trouvons les pupilles dilatées, sans strabisme ni inégalité. Il n'y a pas de raideur de la nuque bien accentuée : la respiration rapide est régulière et ne présente pas le type de Scheyne-Stokes.

Le pouls très fréquent n'est ni irrégulier, ni inégal. La raie méningitique n'est pas nette.

La diarrhée et les vomissements persistent. L'aspect général de l'enfant est très mauvais : les lèvres sont pincées, les yeux excavés, les narines trémulentes.

Prostration très grande, pas de cris.

Tous ces signes vont en s'accentuant : raideur de la nuque, raie méningitique.

Le pouls est irrégulier.

Les ulcérations du cuir chevelu deviennent gangréneuses. Un abcès ganglionnaire se forme à la nuque. En même temps les fesses s'ulcèrent et une eschare apparaît au sacrum.

Le pus du ganglion contient du staphylocoque.

L'enfant se cachectise de plus en plus ; il est maintenant d'une maigreur extrême ; la peau est partout collée sur le squelette. En 12 jours il a perdu 2 kilogrammes.

Le 17, l'enfant est encore plus mal s'il est possible. Les yeux grands ouverts avec les pupilles dilatées, sont fixes et encavés. La face est pâle, les lèvres cyanosées. Les extrémités cyaniques sont froides ; la peau est terne, écailleuse sans élasticité.

La température s'élève encore et l'enfant succombe à 3 heures de l'après-midi.

L'autopsie est faite le lendemain matin.

La peau présente au cuir chevelu et aux fesses les lésions ulcéreuses constatées pendant la vie.

L'examen des organes thoraciques ne fait presque rien découvrir d'anormal.

Les poumons emphysémateux sont légèrement congestionnés aux bases.

Le cœur est absolument sain.

L'intestin congestionné présente des plaques de Peyer saillantes.

Le foie gros marbré est un peu graisseux.

La rate un peu augmentée de volume est ferme à la coupe et montre quelques travées fibeuses.

Les reins sont un peu anémiés.

En ouvrant la boite cranienne, il s'échappe une assez grande quantité de liquide, les veines sont dilatées ainsi que les ventricules.

En examinant avec soin les sinus, on constate bientôt qu'il existe une thrombose presque généralisée de ces canaux. Le caillot fibrineux ancien semble avoir eu son point de départ dans le sinus latéral droit : c'est là qu'il est le plus épais et le plus résistant. De là il se prolonge jusqu'au confluent du sinus longitudinal supérieur dont il occupe la moitié de la longueur et le sinus droit qu'il remplit complètement. Le sinus longitudinal inférieur et les autres sinus sont libres.

En recherchant l'origine de cette thrombose nous avons remarqué que le caillot se continuait aussi à travers la paroi crâniennne dans la veine mastoïdienne. Il est donc fort probable que c'est le cuir chevelu qui est le point de départ. Les radicules veineuxse sont enflammés au contact des ulcérations qui siégeaient en cette région et de proche en proche la thrombose s'est propagée jusqu'aux sinus.

Une parcelle du caillot pris aussi antiseptiquement que possible au milieu du sinus latéral, nous a donné, ensemencé de bouillon une culture de staphylococus aureus tout à fait analogue à celle que nous avait fournie le pus des abcès et des ulcérations.

Le sang, la pulpe splénique et hépatique n'ont donné aucune culture.

La mort est due évidemment dans ce cas à la thrombose des sinus survenant chez un enfant débilité ; thrombose causée elle-même par la pénétration des germes dans les capillaires veineux et déterminant la coagulation du sang.

B. — Forme pure chronique

L'infection peut cependant ne pas marcher aussi rapidement. Soit que le germe soit moins virulent, soit que le terrain soit plus résistant, on rencontre des formes chroniques pour ainsi dire dans lesquelles l'enfant finit quelquefois par triompher de son intoxication et empêche la généralisation de l'infection ou quelquefois succombe longtemps après sans qu'on puisse à l'autopsie trouver aucune lésion suffisante pour expliquer la mort.

En voici deux exemples :

Observation V. — *Infection chronique à staphylocoque.*
Guérison.

Le 6 avril 1894, on amène à l'hospice des Enfants-Assistés pour y être abandonné Marron (Emile), un enfant de 4 ans à peine. Cet enfant à l'air tellement chétif qu'on le place immédiatement dans le service du Dr Hutinel. Les renseignements manquent complètement sur ses antécédents et on ne peut que constater l'état dans lequel il se trouve.

D'une grande maigreur, l'air cæchectique, couvert d'impétigo au niveau du cuir chevelu, il présente sur le visage des plaques eczémateuses et un coryza purulent très abondant. Pas d'otite.

Le reste du corps est recouvert d'une épaisse couche crasse et criblé de petits abcès folliculaires. Indifférent à tout ce qui se passe autour de lui, il veut à peine manger. Il est abattu, mais ne présente pas de fièvre. Le ventre est un peu ballonné, il n'y a cependant ni diarrhée, ni vomissements.

Dans les aines, les aisselles, le long du bord postérieur du stemo-martoïdien on sent rouler sous le doigt de petits ganglions, durs. L'auscultation ne révèle rien d'anormal ; rien au cœur. Les extrémités sont froides, cyanosées, sans troubles de la sensibilité.

Il pèse 10 kilogrammes.

Pansement de la tête avec des compresses trempées dans de l'eau boriquée saturée. Lavages fréquents des fosses nasales à l'eau bouillie et onction avec la vaseline boriquée. Tous les jours un bain de sublimé à 1/15000. Lait comme nourriture.

Cet état reste stationnaire jusqu'au 19. Dans les abcès et les croûtes d'impetigo nous avons trouvé le staphylocoque blanc à l'état de pureté.

Ce jour-là la température commence à s'élever et le 20 apparaît une éruption de rougeole très nette.

L'abattement et la cyanose déjà constatés augmentent encore et sont combattus par l'acétate d'ammoniaque, l'alcool, les injections de caféïne. On continue les bains de sublimé.

Le lendemain 21 avril, la cyanose a presque complètement disparu, sauf au pied gauche. L'état générale semble un peu meilleur, bien qu'il existe beaucoup de coryza et de larmoiement.

Potion de Todd et 0 gr. 40 centigrammes de sulfate de quinine.

Légère amélioration les jours suivants.

La température qui était revenue à la normale s'élève de nouveau à 39°, accompagnant l'apparition d'ulcérations sur la langue et de tournioles au bout de chaque doigt. Staphylocoque blanc dans toutes ces lésions.

En même temps se forme à la base droite un petit foyer de broncho-pneumonie caractérisé par du souffle et des bouffées de râles fins.

Lavages de la bouche à l'eau boriquée et attouchements des ulcérations avec une solution de sulfate de cuivre.

Malgré ces suppurations multiples, l'état général n'est pas trop mauvais. La température oscille autour de 38°.

Pas de diarrhée ni d'albumine dans les urines. Le sang pris avec pureté dans une des veines du pli du coude et ensemencé en bouillon et sur gélose reste stérile.

Cependant la nutrition est languissante, l'anorexie presque absolue. La gorge est restée rouge. Malgré des lavages fréquents, le nez présente un écoulement muco-purulent abondant qui irrite la lèvre supérieure et l'orifice externe des fosses nasales.

La peau ne présente pas de nouveaux abcès, mais elle est sèche, squameuse, sans élasticité, indurée sur les points où ont existé des abcès. Le cuir chevelu n'est pas encore complètement débarrassé des croûtes impetigineuses.

Le 29 mai, l'enfant pesait 11,850 gr. Son sang examiné donnait les résultats suivants :

$$N = 4,061,000$$
$$R = 2,216,305$$
$$G = 0,54$$
$$B = 3.576$$
$$H = 139,500$$

C'est-à-dire une diminution assez-notable du nombre de globules et surtout un abaissement du taux de l'hémoglobine et des hématoblastes. A partir de ce moment, l'enfant semble se rétablir plus vite. L'appétit est meilleur. L'impétigo et les abcès ont complètement disparu : le petit foyer de broncho-pneumonie n'a duré que trois ou quatre jours.

La température se maintient à la normale et le poids augmente rapidement. De 11,850 le 30 mai, il monte jusqu'à 13,800 le 21 juin.

L'enfant est alors envoyé en convalescence à la campagne.

Ainsi, voilà un enfant qui, sous la seule influence de la saleté dans laquelle il avait été élevé, a failli mourir et n'a pu être guéri que par une antisepsie minutieuse de la peau et des cavités phoryngiennes et nasales. Bien que l'agent de l'infection fut virulent, il n'a pas fait d'infection générale. Il est probable que ses globules blancs avaient encore gardé suffisamment de vitalité pour détruire les microbes et leur opposer une barrière infranchissable. Cependant, si les micro-organismes n'ont pas pu passer, leurs toxines ont été absorbées, et c'est ce qui explique, à notre avis, la cachexie, la dénutrition considérable dans laquelle était tombé cet enfant. De plus, étant donnée l'épaisse couche de crasse qui recouvrait tout le corps, on peut penser que les fonctions du tégument externe étaient réduites à leur minimum, et cet état n'était pas sans influer sur la nutrition générale. Ces deux causes réunies et réagissant l'une sur l'autre : infection et mauvais fonctionnement général, avaient amené un tel état de misère physiologique, que l'on peut affirmer que cet enfant eût sûrement succombé à son infection cutanée si des soins intelligents n'étaient pas venus supprimer la cause de cette maladie et lui permettre de résister plus efficacement aux infections secondaires, la rougeole dont il a été atteint. L'observation suivante est aussi un cas de guérison à là suite d'infection de la peau par le staphylocoque.

Observation VI. — Infection chronique de la peau par le staphylocoque. — Guérison.

Le 17 août, entre à l'infirmerie de l'hospice des Enfants-Assistés, une petite fille de sept mois, Roch Emma. Chétive, amaigrie; elle ne pèse que 5 kilog. Elle présente sur toute la surface du corps, mais surtout au visage, au cou et dans le dos une éruption pour ainsi dire confluente de petits abcès; les plus gros ne dépassent pas le volume d'une noisette.

Rien à la bouche ni à la gorge ; aucun trouble digestif.

Microadénopathie dans les aines et les aisselles. Rien au poumon ni au cœur.

Ces abcès sont ouverts et pansés antiseptiquement et l'enfant est confiée à une nourrice. On la baigne tous les jours au sublimé. Les abcès contiennent du staphylocoque doré. Les conditions hygiéniques étant meilleures, l'enfant semble s'améliorer rapidement; en dix jours, elle augmente de 300 gr. Toute cette période est apyrétique.

Puis, le 27, la température commence à s'élever ; le 29, elle atteint près de 40°. On s'aperçoit dès le 28 qu'il se forme un vaste abcès au niveau de la région sacrée. Cette collection purulente est incisée, vidée et pansée. La fièvre tombe, mais la température ne revient à la normale qu'au bout de huit jours.

L'apparition de ces abcès a déterminé une nouvelle poussée d'autres petits abcès et a marqué le début d'un amaigrissement continu. De 5,300 grammes le 27 août, le poids s'abaisse progressivement à 4,200 grammes le 21 septembre, soit une perte de 1,100 grammes en trois semaines. Cependant, il n'y a jamais eu ni vomissements, ni diarrhée.

Les abcès disparaissent peu à peu. Une légère amélioration se produit et persiste. L'enfant est envoyée en convalescence à la campagne le 5 octobre, ayant regagné 450 grammes en quinze jours.

Il nous semble évident que dans ce cas les microbes pyogènes ont agi par intoxication. C'est à l'absorption des toxines secrétées au niveau de la peau que sont dus tous les troubles de la nutrition chez cet enfant.

Les phayocytes ayant eu assez de vitalité pour arriver à

détruire tous les microbes, les toxines ont cessé d'être élaborés et les tissus ont pu reprendre leur vie normale.

Ces septicemies chroniques, qui se terminent le plus souvent par la guérison au bout de plusieurs mois, peuvent quelquefois aboutir à la mort, soit par toxémie lente, soit par infection généralisée.

OBSERVATION VII. — *Infection lente par le staphylocoque à point de départ très probablement cutané. — Mort par toxémie au bout de six mois.*

Estèbe Henri, âgé de 18 mois, est abandonné à l'hospice des Enfants-Assistés, le 8 mai.

Il est placé à son arrivée dans le service du Dr Hutinel à cause de son aspect chétif et misérable; il ne pèse que 6 kil. 650.

L'enfant est dans un état de prostration extrême, les traits sont tirés, le ventre rétracté, les membres ont une légère tendance à la contracture et sont considérablement amaigris. La peau est livide, sans élasticité avec des cicatrices d'abcès disséminés sur tout le corps. La tête est aussi remplie de cicatrices d'impetigo.

Dans les aines, les aisselles, le long du cou on sent de nombreux petits ganglions roulant sous le doigt. Pas d'hypertrophie du foie ni de la rate.

A la base du poumon droit, petit noyau de broncho-pneumonie. Rien au cœur.

Diarrhée jaune due probablement à des troubles dyspeptiques résultant d'une mauvaise alimentation antérieure.

La température est à 40°.

Cet état presque typhoïde s'améliore rapidement les jours suivants. La broncho-pneumonie disparaît; et il ne reste bientôt plus dans le poumon que quelques râles disséminés.

Malgré cela l'état général n'est pas meilleur, l'enfant maigrit et la diarrhée persiste. Les lavages de l'intestin, l'actde lactique ne la modifient pas; seuls la viande crue et l'acide chlorhydrique diminuent le nombre des selles qui restent toujours un peu liquides.

Malgré cette cachexie et la présence de polymicro adénopathie, notre maître, le Dr Hutinel, diagnostique une infection banale par des pyogènes ayant eu son origine dans les abcès multiples de la peau, dont on trouve la trace et dans l'impetigo, et repousse l'idée de tuberculose qui semble cependant s'imposer.

Pour élucider ce diagnostic on fait à l'enfant une injection sous-cutanée de tuberculine de Koch.

Une première fois on injecte 1/2 dixième de milligramme. Aucune réaction, puis plus tard 1/10 et 2/10 de miligramme.

La réaction tant générale que locale ayant fait complètement défaut, le diagnostic d'infection par les pyogènes fut définitivement et d'ailleurs confirmé quelques mois après.

Sous l'influence des soins de propreté, d'une alimentation appropriée, et des injections sous-cutanées d'eau salée, l'enfant avait semblé se remonter et le 17 juillet on l'envoyait en convalescence à la succursale de Châtillon.

Malgré ce séjour à la campagne l'état général resta le même et le petit malade dépérit peu à peu et finit par succomber, sans aucun phénomène général, dans le courant d'octobre.

Le Dr Barbillon, médecin de l'établissement, à qui nous avions recommandé ce petit malade, a bien voulu nous communiquer les résultats de l'autopsie.

En aucun point il n'a pu trouver trace de tuberculose. Les poumons ne présentaient que quelques noyaux d'atélectasie sans congestion ni œdème. Le cœur paraissait sain.

Le foie légèrement hypertrophié était un peu graisseux. La rate augmentée aussi de volume était plutôt dure à la coupe.

Les reins ne présentaient aucune lésion appréciable à l'œil nu.

D'ailleurs les urines examinées plusieurs fois pendant la vie n'avaient jamais contenu d'albumine.

Rien dans le cerveau.

Rien dans l'intestin.

Ainsi, voilà un enfant profondément infecté, empoisonné pourrait-on dire, qui meurt sans raison appréciable, son organisme n'ayant pas été capable d'éliminer les toxines qu'il avait absorbées au niveau de la peau et au niveau des poumons.

Quelquefois quand la poussée d'impetigo ou d'abcès n'est pas terminée, l'enfant peut succomber au bout d'un temps plus ou moins long à une généralisation de son infection.

C'est ce qui est arrivé à l'enfant qui fait l'objet de notre observation VIII. Cet enfant a lutté pendant deux mois et demi contre une infection généralisée de la peau. Jamais nous n'avions vu d'enfant aussi couvert de plaies et aussi épouvantable à voir. A un moment, sa face était absolument couverte d'abcès et d'ulcérations et il n'y avait certainement pas un centimètre carré de peau saine.

Observation VIII. — *Infection chronique à staphylocoques. — Mort par infection généralisée.*

Le 15 mai 1894 est amenée à l'hospice des Enfants-Assistés, une enfant de quatre ans, Maignault, Juliette.

Couverte de crasse, la tête remplie de croûtes d'impétigo, le corps parsemé d'abcès innombrables, elle est dans un état de cachexie extrème. Bien qu'âgée de quatre ans elle ne pèse que 6 kilog. 200.

La face, surtout au niveau des oreilles et des lèvres est couverte de plaques d'eczéma suintantes et d'ulcérations assez profondes. Les yeux sont à chaque instant remplis de pus bien qu'il n'y ait pas à proprement parler de conjonctivité.

Les membres sont dans un état de maigreur excessive. Dans la bouche, sur les gencives et sur les lèvres se voient de petites ulcérations assez douloureuses pour empêcher l'enfant de se nourrir.

A l'auscultation on entend dans toute l'étendue des deux poumons des bouffées de râles fins mais sans souffle ni matité. La température n'est pas très élevée ; elle oscille pendant quelques jours entre 38° et 39°, puis ensuite sous l'influence des soins de propreté minutieux, du pansement antiseptique de toutes les plaies, des lavages de la bouche et des gargarismes au chlorate de potasse, elle s'abaisse et oscille pendant longtemps entre 37 et 38. Le pus des abcès ensemencé donne du staphylocoque doré. Pendant quelque temps l'enfant semble aller mieux ; les ulcérations de la bouche étant moins étendues, moins douloureuses, l'enfant se nourrit volontiers. Aussi au bout de un mois de soins assidus le poids augmente de un kilog.

A cette époque, 14 juin, les ulcérations de la bouche avaient disparu ; mais il n'en était pas de même des abcès de la peau et de la face. Malgré les pansements humides, les pulvérisations phéniquées, les bains de sublimé, ils pullulent indéfiniment. La plupart d'entre eux s'ulcèrent surtout au niveau des fesses et du sacrum. Aussi existe-t-il bientôt à ce niveau une eschase profonde résultant de la réunion de plusieurs de ces petites ulcérations.

A la face, il en est de même. Les lèvres, le nez, les joues sont recouverts de petites ulcérations, la peau est épaissie, infiltrée, les lèvres boursoufflées.

Les râles fins existent toujours dans les poumons ; mais il n'y a ni souffle ni matité.

Puis, sans autre cause apparente que l'infection lente, progressant sans cesse, sans diarrhée, sans perte d'appétit appréciable, l'enfant se cachectise, elle pert petit à petit tout le poids qu'elle a gagné, la temperature s'élève de nouveau, elle atteint 39° le soir. Il se forme de véritables phlegmons que l'on est obligé d'inciser largement, à la cuisse gauche d'abord, puis au bras droit.

Le sang pris le 20 juillet dans une veine du pli du coude avec une seringue stérilisées et ensemencé sur gelose et sans bouillon nous donne cinq colonies de staphylocoque doré.

Cependant la peau et le tissu cellulaire étaient tellement infectés que malgré toutes les précautions antiseptiques que nous avons prises, nous n'oserions pas affirmer que ces micro-organismes étaient réellement dans le sang.

L'enfant dépérit de plus en plus ; elle ne se nourrit que très peu. La température s'élève de plus en plus et la mort survient le 28 juillet dans un état de prostration profonde.

L'autopsie pratiquée le lendemain de bonne heure révèle les lésions suivantes :

Les poumons sont un peu emphysimateux sur les bords. Çà et là des noyaux d'atélectasie ; aux bases un peu de congestion.

A la coupe, il s'écoule des grosses bronches uu peu de liquide purulent. Ce liquide contient du staphylocoque doré.

Le cœur est sain, renfermant un sang épais, poisseux. Rien dans le pericarde.

Le foie est gros, marbré, graisseux.

La rate grosse est dure à la coupe : le Parenchyme est rouge foncé.

Un peu de pulpe ensemencée nous donne des cultures de staphylocoques.

L'estomac et l'intestin tout rouges, congestionnés mais sans ulcérations.

Le cerveau ne présente aucune lésion.

Dans le sang du cœur on retrouve le même staphylocoque.

Voilà donc une enfant qui, pendant deux mois et demi, avait lutté victorieusement contre l'intoxication. Puis l'orga. nisme, à bout de forces, empoisonné par les toxnies qu'il absorbe ne résiste plus. Les microbes envahissent le sang et déterminent la mort sans avoir le temps de déterminer ailleurs d'autres lésions.

2° FORME ASSOCIÉE

La forme associée est beaucoup plus fréquente que la forme primitive. Les germes trouvant une porte d'entrée toute prête pénètrent bien plus facilement dans l'organisme.

L'infection cutanée banale peut cependant apparaître la première et n'agir qu'en affaiblissant la résistance d'un organisme, de telle sorte qu'une infection bénigne en général, qui eut été supportée probablement, sans grand dommage, par un organisme sain, devient, chez le premier, rapidement mortelle.

Nous diviserons ces infections associées en deux groupes : une forme primitive quand l'infection cutanée est la première en date, une forme secondaire quand elle vient au contraire compliquer une première maladie.

A. — FORME ASSOCIÉE PRIMITIVE

Cette forme est fréquente chez les nourissons. Il se fait d'abord une poussée d'impétigo, d'abcès multiples ou même de gale, évoluant avec une température, en général, peu élevée, mais cependant atteignant profondément la nutrition et causant souvent un amaigrissement notable.

Une diarrhée survenant sur ces entrefaites prend rapidement le caractère infectieux et entraîne la mort avec tous les symptômes du choléra infantile.

Les enfants qui font l'objet de nos observations en sont des exemples. Trois autres faits semblables sont relatés dans la thèse de notre collègue et ami Thiercelin (1894).

OBSERVATION IX. — *Infection cutanée à Staphylocoque. — Mort par diarrhée infectueuse.*

Le 26 mai, entre à l'hospice des Enfants-Assistés une petite fille de cinq mois Lambré (Gabrielle).

Petite, rachitique, elle a un aspect des plus misérables. Elle ne pèse que 6 kilog.

Le cuir chevelu est recouvert complètement de croûtes d'impetigo. Au niveau de la nuque se montrent deux abcès de la grosseur d'une noix. Les ganglions correspondant sont tuméfiés, et fluctuent ; à la région dorsale existe un autre abcès assez volumineux. L'œil du côté droit est atteint de conjonctivite : il y a même une petite ulcération sur la cornée.

Le reste du corps est sale, couvert au niveau des fesses et de la paroi abdominale de petits abcès de la grosseur d'un petit pois.

Les fonctions digestives s'accomplissent à peu près normalement : il n'y a que deux selles jaunes dans la journée.

L'enfant tète mal et la nourrice est obligée de lui faire couler le lait dans la bouche. Pas de vomissements. Les abcès sont ouverts et pansés ; ils contiennent du staphylocoque doré à l'état de pureté. Pas de fièvre, la température oscille entre 37° et 38°.

Malgré cela la dénutrition est rapide ; en six jours le poids baisse de 650 grammes.

Le 2 juin l'état général s'aggrave brusquement. Une diarrhée blanche, fétide, pas trop liquide cependant s'établit.

Calomel 0 gr. 05 centigr. lavages d'intestin, diète aqueuse.

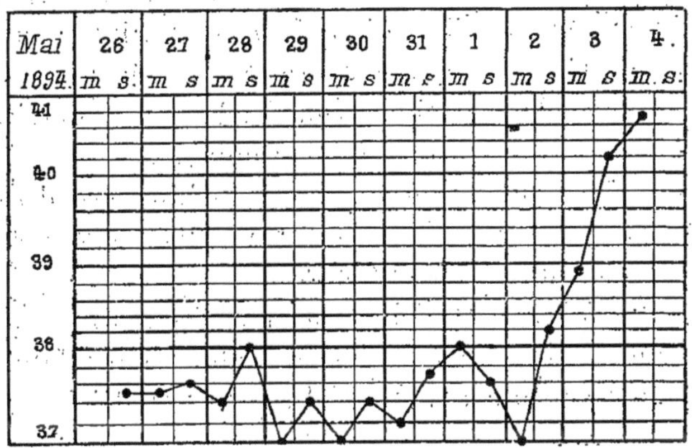

Le lendemain, la température monte rapidement ; il y a des crises convulsives plusieurs fois dans la journée : les yeux se convulsent et restent strabiques ; les lèvres se cyanosent, les extrémités se refroidissent. Quelques rales fins en arrière, à la base du poumon gauche sans matité. Rien dans la gorge.

Pas d'inégalité pupillaire, pas de raideur bien accusée de la nuque, pas de raie méningitique. Le ventre est plutôt ballonné. Trois selles en diarrhée blanche.

Le lendemain 4 juin, la température a encore augmenté. Les convulsions ont presque disparu ; mais les vomissements et la diarrhée persistent.

L'enfant succombe à 11 h. 1/2 du matin, moins de 48 heures après l'apparition des premiers symptômes de diarrhée.

A l'autopsie faite deux heures après la mort, on trouve les poumons un peu congestionnés surtout à la base du côté gauche.

Le cœur ne présente rien d'anormal ; il contient un sang poisseux, couleur sépia.

Le foie est un peu gros, marbré, manifestement graisseux : La rate épaissie est dure à la coupe.

L'intestin est uniformément congestionné mais sans ulcérations, ni gonflement des plaques de Peyer. Les ganglions mésentériques sont un peu tuméfiés

Les reins ne présentent rien d'anormal.

Le cerveau est sain ; pas d'œdmie ni de méningite.

La pulpe de la rate et le sang du cœur ensemencés ont donné des cultures de coli-bacille tellement abondantes qu'elles ont envahi la totalité du milieu de culture et qu'il a été impossible de s'assurer si d'autres microbes existaient aussi dans les organes.

L'observation suivante est pour ainsi dire calquée sur la précédente.

Observation X. — *Infection cutanée à Staphylocoque. — Mort par diarrhée infectieuse.*

L'enfant Lemaire (Suzanne) est âgée de 5 mois ; elle est amenée le 12 septembre, aux Enfants-Assistés dans un état de saleté épouvantable. Maigre, d'aspect cachectique, elle présente une éruption de petits abcès sur la tête, la nuque et la partie supérieure du dos. Quelques-uns de ces abcès sont profonds et sont entourés d'une zone inflammatoire très manifeste.

Poids : 5 kilogr. 200.

Ouverture des abcès, bains de sublimé, pansement ; allaitement au sein.

Pendant quelques jours l'état général reste stationnaire. Pas de vomissements, pas de diarrhée ; et cependant amaigrissement de 200 gr. en cinq jours.

Le 17, dans la matinée, elle commence à vomir. Ces vomissements plutôt bilieux ne contiennent pas beaucoup de lait. Dans le courant de la journée les selles plus nombreuses deviennent liquides et contiennent des grumeaux verts.

On lave l'estomac avec de l'eau de Vichy, l'intestin avec de l'eau bouillie ; on fait prendre en plus cinq centigrammes de calomel.

Le 18, la température monte rapidement, le matin elle est à 40°7, le soir à 40°4. Les vomissements persistent. la diarrhée augmente et l'enfant succombe le 19, à 5 heures du matin, avec une nouvelle élévation de température ; en moins de 48 heures après le début des accidents diarrheiqnes.

A l'autopsie faite quelques heures après la mort, nous ne trouvons d'autres lésions qu'un intestin un peu rouge, sans ulcérations ; un foie marbré, manifestement graisseux, une rate grasse, ferme au toucher. Tous les autres organes sont sains.

Dans le sang et dans la rate, on constate la présence du bacterium coli commune.

On voit combien est grave chez un enfant déjà intoxiqué par une pyodermie, toute infection surajoutée. Ces diarrhées blanches infectieuses sont fréquentes, mais quand elles surviennent chez un enfant sain, elles guérissent souvent et dans tous les cas ne tuent pas avec cette rapidité foudroyante. On est donc bien forcé de penser que ces impétigo infectieux, ces abcès multiples mettent l'enfant qui en est atteint dans un état de moindre résistance par suite de l'absorption de toxines fabriquées à la surface de la peau.

OBSERVATION XI. — (*Résumée, Th. de Thiercelin 1894*). *Infection gastro-intestinale aiguë chez un enfant eczémateux.*

M. Léon, 3 mois, nourri avec du lait frais pasteurisé avec l'appareil Soxhlet, présente au cou, dans le dos et à la face interne des cuisses de larges plaques d'eczéma humide. Il est pris au bout de quelques jours de diarrhée infectieuse pyrétique qui, après avoir paru céder au traitement par les lavages de l'intestin, le calomel, la diète aqueuse finit par emporter l'enfant au bout de quatre jours.

Dans les selles, le foie, la rate, bacterium coli commun virulent.

OBSERVATION XII. — (*Observation XV de thèse Thiercelin, résumée*). *Infection gastro-intestinale chronique. Abcès multiples à stuptocoques ; ictère. Guérison.*

R. Jules, né le 11 janvier 1894, entre le 31 janvier dans le service du Dr Hutinel, pour de la diarrhée verte, des vomissements et des abcès multiples à streptocoques. Bains boriqués, pansements antiseptiques, lavage de l'intestin, injections sous-cutanées de sérum artificiel. La diarrhée s'arrête au bout de vingt-quatre heures. Les abcès se guérissent petit à petit et l'enfant est envoyé à la campagne au commencement de mars ayant augmenté de 800 grammes.

B. — Forme associée secondaire

Dans l'observation suivante, c'est au contraire une infection à staphylocoque qui vient compliquer des troubles dyspeptiques et diarrhéiques qui durant depuis quelque temps déjà avaient affaibli la résistance de l'enfant.

Observation XIII. — (*Obs. XIV de Th. Thiercelin (résumée). Infection gastro-intestinale chronique, infection seoondaire à streptocoque, mort.*

E. Louis, né le 20 octobre 1893, entré à l'hospice des Enfants-Assistés le 1er novembre, pesant 2 kil. 250. Diarrhée verte abondante. Erythème fessier, puis apparition d'abcès multiples à streptocoques, et quelques jours après d'une otite moyenne droite.

Amaigrissement rapide malgré le traitement, broncho-pneumonie sans fièvre, mort le 22 novembre.

Pas de lésion apparente de l'estomac ni de l'intestin. Foie, rate, volumineux. Liquide péricardique louche. Congestion pulmonaire, noyaux de broncho-pneumonie. Poumons, foie, rate, liquides péricardiques, streptocoques en culture pure.

Observation XIV. — *Diarrhée, mort par infection à staphylocoque*

Lecerf Marguerite, âgée de sept mois et demi, est chétive, poids 5 kilos. Elle est arrivée sale, et bien qu'on n'ait sur elle aucun renseignement, il est facile de voir que cette enfant a dû souffrir. On la confie à une nourrice.

Les quatre ou cinq premiers jours, bien qu'elle ait perdu 80 grammes de son poids, l'enfant ne paraît pas trop mal ; elle a de temps en temps une selle un peu liquide, mais il n'y a pas de diarrhée à proprement parler. Le 8 la température commence à monter légèrement ; le nombre des selles augmente, 4 dans la journée ; de plus ces selles prennent la teinte blanche, argileuse des diarrhées infectieuses. Pas de vomissements.

5 centigrammes de calomel, lavages d'intestins, 2 grammes d'acide lactique et diète aqueuse.

Sous l'influence de cette médication, les accidents s'atténuent rapidement, et le 12 les selles étaient redevenues normales. On commence ce jour-là à faire à l'enfant quotidiennement trois injections sous-cutanées de sérum artificiel de 10 grammes chacune.

Sous l'influence de cette poussée de diarrhée l'enfant maigrit et perd 490 grammes en dix jours.

Le 15 les accidents de diarrhée reparaissent. On continue à laver l'intestin et on donne à l'intérieur 20 centigrammes de benzonaphtol et bicarbonate de soude.

Cette nouvelle poussée dure six jours. Pas d'amaigrissement notable pendant cette période.

Cet état reste stationnaire jusqu'à la fin du mois. L'enfant semblait se remettre et on espérait la sauver, quand le 1er juin on voit se développer sur le tronc et sur les cuisses des bulles de pemphigus qui ne tardent pas à augmenter de nombre et deviennent rapidement purulentes. Elles envahissent la nuque et le cuir chevelu.

L'enfant a dû être contaminée par un autre présentant un pemphigus très discret et soigné par la même infirmière.

Ces pustules se crèvent rapidement et laissent au-dessous d'elles une ulcération. Le pus de ces pustules ensemencé a donné naissance à des colonies de staphylocoque doré. Toutes ces ulcérations sont pansées aussi antiseptiquement que possible. L'enfant est baigné tous les jours au sublimé. Malgré cela le pemphigus s'étend de proche en proche.

La fièvre est apparue avec l'éruption et s'élève à mesure que l'infection fait du progrès ; la température arrive à 41°.

La diarrhée a cessé presque complètement, et l'enfant se cachectise avec rapidité. Il est bientôt impossible de lui faire rien avaler et on est obligé de le nourrir à la sonde. En dix jours il perd 720 grammes.

Dans les derniers jours de la vie on perçoit à l'auscultation quelques râles fins aux bases sans souffle ni matité. La mort survient le 14 juin.

L'autopsie est faite quelques heures après la mort.

Nous trouvons les poumons emphysémateux sur les bords et légèrement congestionnés et œdématiés aux deux bases. Pas de ganglions dans le médiastin.

Le péricarde contient un peu de liquide citrin. Le cœur est sain et contient un sang noir poisseux.

L'intestin ne présente rien de particulier, il n'y a pas de ganglions misentériques appréciables,

Le foie est un peu volumineux, gras, avec quelques granulations graisseuses sur la capsule. Dans le parenchyme il existe quelques petites granulations fibreuses.

La rate est volumineuse, dure.

Les reins sont sains.

Rien dans le cerveau ; congestion des reins mais pas de thrombose.

La peau, surtout au niveau du dos et des fesses, est criblée de petites ulcérations, profondes, s'étendant jusqu'aux aponévroses. Au cuir chevelu elles atteignent le périoste.

Examinés et ensemencés, le sang, le foie et la rate ont donné des cultures de staphylocoque doré.

Le plus souvent l'infection cutanée vient compliquer une éruption vésiculeuse ou bulleuse.

Les varicelles gaugréneuses sont relativement fréquentes et la plupart sont suivis de mort.

Bon nombre d'observations ont déjà été publiées de complications purulentes au cours de la varicelle.

Rayer (1), Puig (2), Kummer (3), Bokaï (4), Perret (5(, Charvin (6), Landon (7), Haward (8), Buchler (9), Stainforth (10), Braquehaye (11), en ont cité des exemples.

L'observation suivante est un exemple de septicémie médicale suite de varicelle.

OBSERVATION XV. — *Varicelle.* — *Infection à staphylocoque.* — *Mort.*

Le 20 juin entre à l'hospice des Enfants-Assistés un enfant Renard Eugène âgé de 27 mois.

Assez fort pour son âge, bien constitué.

Il paraît assez abattu et tousse un peu. Rien sur le corps. A l'auscultation on entend dans la poitrine quelques sibilances et quelques râles fins aux bases.

Rien dans la gorge.

(1) RAYER. — Dict. en 15 volumes, 1835.
(2) PING. — Thèse de Paris 1888.
(8) KIMMER, — Revue méd. de la Suisse romande, T. XII.
(4) BOKAI. — Soc. méd. de Buda-Pesth et Pest mediz chiru. Presse, mars 1888.
(5) PERRET. — Province médicale, 1ᵉʳ juin 1889.
(6) CHARRIN. — Thèse de Lyon 1889.
(7) LANDON. — Deut. med. Woch. 1890.
(8) HAWORD. — Brit. med. Journ. 1883.
(9) BUCHLER. — Am. Journ. of med. sc., sept. 1889.
(10) STAINFORTH — Brit. méd. journ. 1890.
(11) BRAQUEHAYE. — Gaz. hebd. de médecine, 8 septembre 1894.

Aucun trouble digestif ; pas de vomissements, pas de diarrhée, appétit médiocre.

La température oscille cependant entre 37° et 38° et on ne savait à quoi s'arrêter pour le diagnostic quand le 25 parut une éruption de varicelle.

Cette éruption très discrète siège surtout au dos et à la région thoracique.

Pendant cinq ou six jours apparaissent de nouvelles vésicules. En tout il n'y en eût pas plus d'une quarantaine.

La température qui s'était élevée au moment de l'éruption, ne s'abaisse pas et l'on s'aperçoit que le contenu des vésicules est devenu louche. La zone inflammatoire qui les supporte habituellement s'accentue et ces vésicules deviennent en deux ou trois jours de véritables pustules.

Le pus s'en échappe bientôt et à la place des pustules se montrent de véritables ulcérations qui s'étendent rapidement en largeur et en profondeur, malgré les pulvérisations et les pansements antiseptiques employés. Dans le pus des pustules on trouve un mélange de staphylococcus albus et de streptocoque.

Au bout de huit jours ces pustules commencent à se cicatriser et la température semble retomber à la normale.

Malgré une légère diarrhée, l'enfant n'a pas trop maigri.

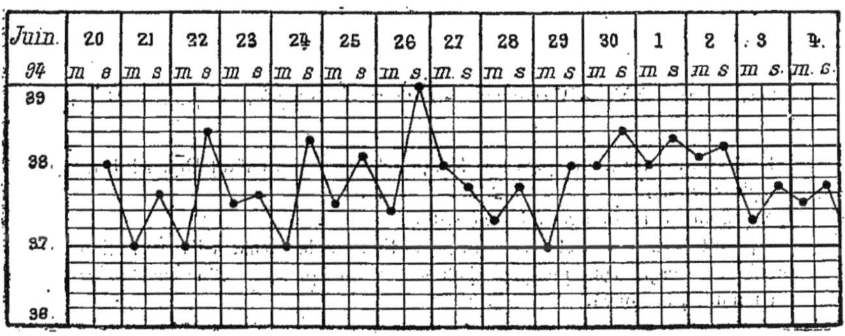

L'état général va s'améliorant, le poids augmente rapidement, la diarrhée disparait complètement. Quant aux ulcérations elles n'étaient pas encore tout à fait cicatrisées quand on voit apparaître le 9 juillet une éruption généralisée de petits abcès sur le tronc, les membres, le cuir chevelu. La peau rougit d'abord et il se produit un peu d'empâtement sous-cutané ; puis cette tuméfaction s'arrondit et s'ouvre à son centre pour donner issue à un pus très épais.

Ces abcès sont le point de départ d'autant d'ulcérations profondes ; au cuir chevelu elles vont jusqu'à l'aponévrose épicranienne.

La température monte avec l'apparition des abcès ; l'état général devient mauvais.

L'enfant respire difficilement et se cyanose.

Du côté gauche de la poitrine et en arrière on entend un souffle assez rude à la base avec des bouffées de râles sous-crépitants fins. On diagnostique un noyau de broncho-pneumonie.

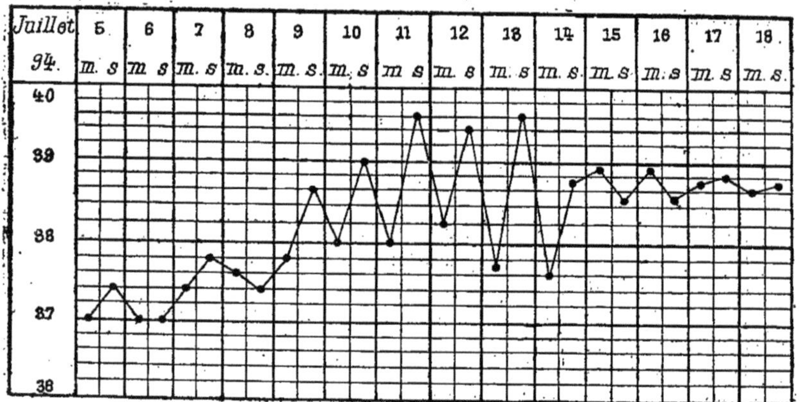

Le 10, après avoir soigneusement lavé la région antérieure du pli du coude on prélevé avec une seringue stérilisée cinq centimètres cubes de sang dans une des veines.

Ensemencé dans du bouillon et sur gélose ce sang donne lieu au bout de vingt-quatre heures à un développement abondant de colonies de staphylococcus albus.

Injectée à des animaux dans le péritoine ce staphylocoque les fait périr en trois jours avec une péritonite purulente généralisée.

Les phénomènes de dyspnée s'accentuent. Les râles muqueux d'abord localisés aux bases envahissent la totalité des deux poumons. Le souffle et la matité perçus en arrière et à gauche persistent.

On prescrit des bains, soixante centigrammes de quinine, des inhalations d'oxygène.

Des pulvérisations phéniquées sont faites sur la peau et le cuir chevelu.

L'urine ne contient pas trace d'albumine.

L'état général s'aggrave de plus en plus, l'amaigrissement fait de rapides progrès : diminution de 1,100 gr. en huit jours.

L'enfant succombe le 18, à dix heures du soir.

L'autopsie est faite le lendemain matin à huit heures.

On constate d'abord que la peau est absolument criblée de petits abcès siégeant dans le derme et le tissu cellulaire sous cutané. Les ulcérations ont tout détruit jusqu'à l'aponévrose. Les extrémités sont cyanosées, les lèvres violacées.

En enlevant les poumons, on découvre à gauche une poche purulente siégeant dans la plèvre et pouvant contenir 150 gr. de liquide purulent. Sur les parois se voient des fausses membranes abondantes, molles, de formation récente.

Les poumons sont remplis, surtout au niveau des bases, de noyaux de broncho-pneumonie purulente. Sur une coupe on voit sourdre des bronchioles un liquide purulent.

A côté de ces noyaux sont des zones d'atélectasie et de congestion.

Le péricarde renferme une petite quantité de liquide citrin.

Le cœur rempli de sang noirâtre ne présente aucune lésion valvulaire, ni traces d'endocardite.

Dans la cavité crânienne existe un œdeme encéphalique assez considérable mais pas trace de méningite.

Le foie est gros manifestement graisseux.

La rate est grasse, molle, un peu diffluente à la coupe.

Les reins sont sains.

L'intestin est un peu congestionné : les plaques de Peyer un peu gonflées, mais non ulcérées.

Dans le sang, le pus de la pleurésie et celui des bronches, la pulpe de la rate on retrouve le staphylococcus albus.

Les éruptions de pemphigus peuvent servir aussi dans certains cas de porte d'entrée aux pyogènes et occasionner une septicemie généralisée.

Nous en rapportons deux observations qu'a bien voulu nous communiquer notre collègue et ami L. Martin.

OBSERVATION XVI. — *Pemphigus. Infection généralisée à staphylocoqué. Mort.*

Le 11 mai, on amène aux Enfants-Assistés une enfant d'environ trois mois, Lefèvre (Hélène).

Maigre, chétive, elle présente un coryza purulent abondant. Les plis radiés de l'anus sont épaissis et les fesses sont le siège d'une éruption papuleuse paraissant de nature syphilitique. Ganglions assez volumineux dans les aines. Pas de fissures aux lèvres ; rien derrière les oreilles ni dans la bouche.

Aucun trouble intestinal.

Rien de spécial pendant huit jours, l'enfant prend par jour 840 gr. de lait. Le 19 mai, apparaît au niveau de l'aine droite une bulle de pemphigus de la grandeur d'une pièce de cinquante centimes ; plus une autre à la fesse droite.

Plusieurs autres bulles apparaissent à la même région et se dessèchent rapidement. Le liquide de ces bulles contient du staphylococcus albus.

Le 22 mai, sur la région temporale droite survient une petite bulle qui devient rapidement purulente. De cette pustule part une traînée lymphangitique et bientôt les ganglions cervicaux et sus-claviculaires se tuméfient. L'un d'eux s'abcède au cou et on l'ouvre le 24 mai. Deux jours après un des ganglions sus-claviculaires s'abcédait aussi.

La température normale jusqu'à l'apparition de la première pustule, s'élève à 39° et reste à ce niveau jusqu'au 27, jour de décès de l'enfant.

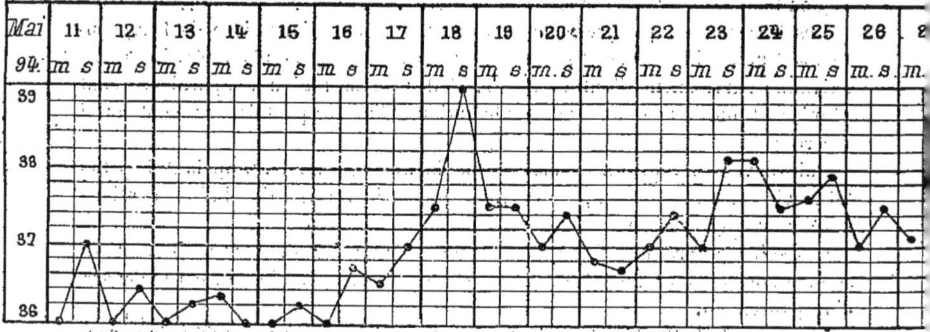

Du 21 au 31, l'enfant perd 1500 gr. de son poids. Dans cette période on avait constaté la présence de gros râles muqueux disséminés dans les deux poumons.

A l'autopsie, on trouve les deux poumons semés d'ecchymoses et de petites nodules contenant du pus et communiquant avec les bronches.

Le cœur est flasque, mou ; le sang coagulé.

Le foie graisseux présente au niveau du lobe gauche de petits points blancs, probablement des abcès miliaires.

La rate est dure non hypertrophiée.

Rien du côté des reins, de l'intestin et du cerveau.

Le foie, la rate, le sang, le pus des bronches ensemencées ont donné des cultures de staphylocoque blanc.

OBSERVATION XVII. — *Infection aiguë à staphylocoque, survenue chez un enfant ayant eu une éruption de pemphigus dans la convalescence d'une rougeole.*

Le 24 avril est envoyé en observation au pavillon des douteux aux Enfants-

Assistés, un enfant de 15 mois, Frézier (Marcel), ayant été en contact avec des rougeoleux.

A part une très légère diarrhée, rien n'explique la température de 39°4 qu'il présente. La température se maintient entre 38 et 39° et le 28 apparaît une éruption de rougeole confluente.

Pas de diarrhée, rien dans la poitrine.

L'éruption pâlit au bout de deux ou trois jours et disparaît. Malgré l'absence de toute complication, la température se maintient à 39°, atteint même 40° 6 le 3 mai; elle reste à ce niveau jusqu'au 5.

Ce jour-là apparaît une éruption généralisée de pemphigus, sur la nuque, la région temporale droite, les fesses et le thorax.

Ces bulles, dont quelques-unes ont les dimensions d'une pièce de 1 fr., contiennent un liquide louche et reposent sur une base rouge, enflammée. Les jours suivants, surviennent d'autres bulles. Celles de la région temporale se sont réunies et ont formé une vaste ulcération. D'autres pustules se sont aussi ulcérées.

Puis on voit survenir une poussée de petits abcès profonds, rappelant de petits tubercules et contenant du pus épais. Ce pus et le liquide des bulles contiennent du staphylococcus aureus.

Les soins de propreté les plus minutieux sont pris; on baigne l'enfant au sublimé, des pulvérisations sont faites sur les ulcérations, le tout est recouvert d'un pansement.

L'enfant est abattu, prostré. Rien au poumon et au cœur; rien dans la gorge. Légère adénopathie cervicale, rien dans les urines. La température s'abaisse progressivement et du 8 au 11 elle reste voisine de 37°.

Puis survient une otite double purulente; de nouvelles pustules apparaissent et aussi de petits abcès sous-cutanés.

Le 12 mai, on perçoit pour la première fois de gros râles humides dans la poitrine. Le jour suivant, la respiration devient soufflante, les râles plus fins.

Le 18 mai, nouvelle ascension brusque de température à 41°, convulsions. La nuque est un peu raide; pas de strabisme très marqué, pas d'inégalité pupillaire, pouls très rapide mais régulier.

A l'auscultation, respiration soufflante à gauche, à droite râles fins sous-crépitant.

Une nouvelle poussée d'abcès se produit au cuir chevelu et se change bientôt en ulcérations profondes allant jusqu'à l'aponévrose.

Les signes pulmonaires et encéphaliques vont s'accentuant. Du souffle apparaît à droite avec des râles fins. Prostration, raideur de la nuque, pouls fréquent, régulier.

De nouveaux abcès surviennent au bras.

Le 29, apparition sur le torax et l'abdomen d'une éruption de purpura. Mort dans l'après-midi du même jour.

Autopsie. — Poumon gauche : rien dans le lobe supérieur. Le lobe inférieur présente une coloration plus rosée. Par places on voit de petits points blancs qui correspondent à de petits nodules, au centre desquels on trouve du pus blanc. A la coupe on voit que ces cavités communiquent avec les bronches qui sont remplies de pus. Poumon droit, même coloration dans les trois lobes. A la surface, il existe deux points qu'on ne saurait mieux comparer qu'à des pustules. Dans toute l'épaisseur, petites cavités purulentes comme dans le poumon gauche.

Le cerveau est le siège d'un œdème considérable : les veines sont dilatées, la pie-mère a un aspect gélatiniforme, pas de strombose.

Le foie est gros, graisseux. La rate dure, légèrement hypertrophiée. Les reins sont pâles, de consistance et de volume normaux.

Rien au péricarde, ni au cœur, ni à l'intestin.

Le sang du cœur, le pus des bronches et le liquide cérébral ensemencés ainsi que la rate et le foie, ont donné des cultures de staphylocoque doré.

Voici donc deux cas où le staphylocoque pénétrant à l'occasion d'une éruption du pemphigus, a déterminé d'abord une infection locale de la peau, puis une septicémie généralisée.

PARAGRAPHE II

INFECTIONS INDIRECTES

Nous désignons, sous le nom d'infections indirectes, celles qui ne suivent ni la voie sanguine, ni la voie lymphatique pour envahir l'organisme; mais, au contraire, la voie gastrique ou beaucoup plus fréquemment la voie pulmonaire.

Ce mode d'infection est beaucoup plus fréquent que le premier, dont nous venons de citer des exemples, en somme assez rares.

Nous aurions pu, si nous n'avions voulu nous attacher surtout à l'étude des infections par voies sanguines et lymphatiques avec point de départ cutané, recueillir de nombreux exemples de véritables petites épidémies de bronchopneumonies causées par la présence, dans une salle, d'un enfant suppurant. Mélangés aux poussières de l'air au moment du changement de pansement, imprégnant les draps et les objets de literie, ces germes sont entraînés dans tous les coins d'une salle par les courants d'air, le balayage et inhalés en quantité plus ou moins grande par les enfants qui habitent cette même salle. Qu'ils présentent l'un ou l'autre un mal de gorge, un peu de bronchite simple, et, tout de suite, le pyogène, trouvant un terrain favorable à son développement, causera une broncho-pneumonie quelquefois mortelle.

C'est surtout dans les pavillons de rougeoleux que se voient ces infections rapides. Il suffit d'une fausse manœuvre, de l'envoi dans un pavillon jusque-là indemne de broncho-pneumonie pour voir dans les quarante-huit heures toutes les températures monter et la broncho-pneumonie se déclarer chez tous les enfants l'un après l'autre. Et, chez les petits, l'apparition de cette complication équivaut presque toujours à une condamnation à mort.

Deux et trois fois, malheureusement, ces faits se sont reproduits pendant l'année que nous venons de passer aux Enfants-Assistés. Mais, grâce aux mesures énergiques prises immédiatement par notre maître, le Dr Hutinel ; isolement de toutes les broncho-pneumonies, bains de sublimé, pansement des moindres écorchures, l'épidémie n'a atteint que quelques enfants seulement, et nous avons eu le bonheur de les guérir presque tous.

L'histoire de toutes ces petites épidémies de salles serait bien intéressante à raconter, et nous espérons le faire bientôt. Nous nous contenterons de les signaler dans ce travail et d'attirer l'attention sur la nécessité absolue qui s'impose d'isoler immédiatement des enfants sains ou atteints de petites indispositions sans gravité, tous les suppurants ; de panser ces derniers avec un soin extrême, de les baigner souvent, car ce sont eux qui, les premiers, ont à pâtir de la présence de tous ces germes pyogènes.

CHAPITRE III

DIAGNOSTIC ET PRONOSTIC

Le diagnostic des infections d'origine cutanée est en général facile. Dans le plupart des cas, les lésions de la peau sont faciles à constater, et, dans ces conditions, les accidents qui les accompagnent sont rapportés sans hésitation à leur véritable cause.

Le diagnostic des diverses localisations pulmonaires, pleurales, péricardiaques, méningées n'offrent pas, dans ces cas, plus de difficulté que dans les manifestations pathologiques de ces organes survenant en dehors de l'infection cutanée. Il ne faudrait pourtant pas se hâter, dans quelques cas, d'affirmer l'existence d'une méningite sur la constatation de quelques symptômes tels que : raideur de la nuque, vomissements.

Il faut savoir que ces signes méningés peuvent exister en dehors de toute lésion matérielle du cerveau et de ses enveloppes et que ce sont souvent des troubles dynamiques dus à la présence de toxines dans la circulation.

Mais quand l'impetigo a disparu, quand les abcès sont cicatrisés et qu'on se trouve en présence d'un enfant chétif, misérable, présentant dans les aines et les aisselles cette polymicroadénopathie dont ou a voulu faire un signe pathognomonique de la tuberculose ; qu'on trouve dans la poitrine des râles fins disséminés ; qu'il y a un peu de souffle à la racine des bronches ; que la température, sans être très élevée, se maintient, cependant, pendant des semaines au-dessus de 38° ; le diagnostic peut rester longtemps hésitant. La tuberculose est, en effet, très difficile à reconnaître dans le premier âge et on ne peut guère se prononcer d'une façon définitive.

Le meilleur moyen dans ce cas est, comme vient de le dire le Dr Gaffie, externe du Dr Hutinel, d'employer la tuberculine de Koch en injections sous-cutanées et à doses très minimes.

Quand l'infection cutanée vient compliquer une maladie éruptive quelconque, la transformation en abcès des éléments éruptifs, les ulcérations consécutives, l'aspect de l'enfant, abattu, prostré, avec des fissures aux lèvres permettent de soupçonner et de reconnaître la généralisation de l'infection.

L'examen du sang ne donne généralement aucun résultat si l'on prend le sang directement dans la veine avec des instruments parfaitement aseptisés.

Même en ensemençant des quantités assez considérables de sang, nous n'avons pu trouver de bacilles que quatre fois dans le sang.

Le pronostic de ces infections est toujours très grave, dès qu'elles se généralisent. Chez les nourrissons présentant simplement des poussées d'abcès multiples la terminaison se fait habituellement par la guérison, quand ils sont dans des conditions d'hygiène et d'alimentation convenables, et surtout quand on les met à l'abri de toute infection secondaire.

Quand des enfants un peu grands et capables de résister viennent à s'infecter par la peau, on peut espérer la guérison, mais c'est au prix de soins minutieux longtemps prolongés, de conditions hygiéniques parfaites et surtout d'isolement loin de toute infection possible que l'on y parviendra.

Si l'infection se généralise, tout espoir doit être à peu près abandonné.

CHAPITRE IV

PROPHYLAXIE, TRAITEMENT

Il est impossible de formuler de traitement précis pour ces infections. Leurs localisations sont trop variées pour qu'une même médication puisse s'appliquer à tous les cas.

Cependant, quand l'infection est encore localisée à la peau, la première indication est de nettoyer cette peau autant que possible. On recouvrira soigneusement toutes les croûtes d'impetigo d'un pansement antiseptique; le pansement humide avec des compresses imbibées d'eau boriquée et de sublimé très faible, réussit le mieux au début.

Quand les croûtes sont tombées, un pansement sec à la gaze iodoformée et salolée achève la guérison.

Les abcès devront être ouverts aussitôt qu'ils apparaissent et pansés antiseptiquement à l'iodoforme ou au salol.

Chez les tout petits enfants, il faut éviter de mettre de la poudre d'iodoforme ou de salol sur la peau, les médicaments s'absorbent, en effet, facilement chez eux et peuvent donner lieu à des accidents érythémateux.

Tous les jours, les enfants devront être baignés dans une solution de sublimé très étendue. Aux Enfants-Assistés, notre maître, le Dr Hutinel, emploie un mélange de un litre de liqueur de Van Swieten pour quatorze litres d'eau.

En un mot, on devra prendre toutes les précautions nécescessaires pour tenir les enfants aussi propres que possible.

Quand, au contraire, l'infection est généralisée, il faudra instituer le traitement de la complication présente et s'efforcer de soutenir par tous les moyens possibles l'organisme dans sa lutte contre les microbes. Tous les médicaments toniques trouveront là leur indication.

On se trouve très bien aussi, dans beaucoup de cas, des injections sous-cutanées de sérum artificiel, sérum de Chéron, d'Hayem, ou simplement eau salée à 7/1000, à la dose de trente grammes injectés en trois fois. Ces injections servent de stimulant à la cellule et lui permettent de lutter plus efficacement.

Mais ce dont il faut se préoccuper avant tout, c'est d'éviter la contagion et même d'en empêcher la possibilité. Tout impétigineux, tout suppurant doit être pansé avec soin.

Ces enfants doivent être isolés jusqu'à ce que toute trace de suppuration ait disparu; car ils sont pour leurs voisins un danger permanent.

Il faut exiger que les linges qui ont servi soient soigneusesement désinfectés et obtenir des infirmières ou des garde-malades qu'elles se lavent les mains au sublimé après avoir touché les impétigineux et les suppurants.

Le balayage ne doit jamais être fait à sec. Ce qu'il y aurait de mieux ce serait des salles carrelées qu'on ne ferait que laver.

Mais avant toute chose, il faudrait apprendre aux mères à éviter ces impétigo, ces abcès multiples, véritables maladies de saleté.

On n'a guère fait de progrès de nos jours au point de vue de la propreté. Si l'on songe à ce qu'étaient les bains chez les Grecs et les Romains, on s'aperçoit que nous avons encore bien à faire à ce point de vue.

Cette phrase, qu'écrivait Montaigne il y a bien longtemps, est toujours vraie : « J'estime le baigner salubre et crois que nous encourons nos légières incommoditez en nostre santé pour avoir perdu cette coustume qui estait généralement observée au temps passé, quasi en toutes les nations et encore en plusieurs de se laver le corps tous les jours ; et ne puis pas imaginer que nous ne vaillions beaucoup moins de tenir ainsi nos membres encroustez et nos pores estoupez de crasse. » (Livre II, chap. XXXVII.)

Combien de gens, à l'heure actuelle, se contentent du lavage journalier du visage et des mains et d'un bain de loin en loin ? Pour les enfants, c'est souvent encore pis, et, sous prétexte de leur éviter des bronchites et des fluxions de poitrine, c'est tout au plus si on les change de linge dans la journée.

La propreté, et j'entends par là la propreté de tout le corps, n'est pas encore entrée dans nos mœurs. Le jour où elle y sera, nous verrons très probablement disparaître ces infections de crasse qui n'auraient jamais dû exister.

CONCLUSIONS

1° La peau est à l'état normal un réservoir de germes saprophytes et souvent pathogènes.

2° Ces germes virulents pénètrent dans le derme à la faveur de la moindre écorchure, de la moindre irritation de la peau, surtout chez les enfants et y déterminent des abcès multiples.

3° Ces germes peuvent pénétrer plus profondément, envahir les voies sanguines et lymphatiques et déterminer des infections généralisées, rapidement mortelles, ou des lésions du voisinage comme la plébite de certaines veines, en particulier des sinus encéphaliques.

4° Quelquefois, cependant, ils restent dans le derme ou plus profondément encore et donnent lieu à des suppurations lentes ressemblant aux gommes tuderculeuses.

5° Ils peuvent aussi être l'origine de toxines qui, absorbées à niveu de la peau, déterminent des toxémies lentes ou rapides souvent mortelles.

6° Répandus dans l'atmosphère et inhalés, ils deviennent la cause efficiente de broncho-pneumonies, surtout chez les enfants prédisposés comme ceux qui sont en pleine éruption de rougeole.

7° Il résulte de ces faits que l'antisepsie devrait être aussi rigoureuse dans les services de médecine, surtout de médecine infantile, que dans les salles de chirurgie ou d'accouchement ; que tout enfant suppurant devrait être soigneusement pansé et isolé des autres enfants qu'il contaminera fatalement, dans un temps souvent très court.

Paris. — Imp. MARÉCHAL et MONTORIER, 16, passage des Petites-Écuries.

181

www.ingramcontent.com/pod-product-compliance
Ingram Content Group UK Ltd.
Pitfield, Milton Keynes, MK11 3LW, UK
UKHW022353070726
13614UKWH00003B/1179